新 DS NOW ①

上消化道癌标准手术图谱
Standard Surgical Techniques for Upper Gastrointestinal Cancer

—Step by Step掌握手术技巧—

主　编　（日）白石宪男
　　　　　大分大学医学部综合外科、社区医疗协作学　教授

丛书主编　（日）白石宪男
　　　　　大分大学医学部综合外科、社区医疗协作学　教授
　　　　　（日）北川裕久
　　　　　仓敷中央医院外科　部长
　　　　　（日）新田浩幸
　　　　　岩手医科大学医学部外科学　准教授
　　　　　（日）山口茂树
　　　　　琦玉医科大学国际医疗中心消化外科　教授

主　审　王振宁　李子禹

主　译　孙凌宇　赵　岩　王　权

北方联合出版传媒（集团）股份有限公司
辽宁科学技术出版社

SHIN DS NOW No.1 JOBU SHOKAKANGAN NI TAISURU HYOJUN SYUJUTSU SYUGI
SYUTOKU E NO NAVIGATE
© SHIRAISHI Norio 2019
Originally published in Japan in 2019 by MEDICAL VIEW CO.,LTD
Chinese (Simplified Character only) translation rights arranged
with MEDICAL VIEW CO.,LTD through TOHAN CORPORATION, TOKYO.

© 2024辽宁科学技术出版社
著作权合同登记号：第06-2021-222号。

图书在版编目（CIP）数据

上消化道癌标准手术图谱 /（日）白石宪男主编；
孙凌宇，赵岩，王权主译 . — 沈阳：辽宁科学技术出版
社，2024.5
（新 DS NOW）
ISBN 978-7-5591-3434-9

Ⅰ . ①上⋯ Ⅱ . ①白⋯ ②孙⋯ ③赵⋯ ④王⋯ Ⅲ .
①消化系肿瘤—外科手术—图谱 Ⅳ . ① R735-64

中国国家版本馆 CIP 数据核字（2024）第 028400 号

出版发行：辽宁科学技术出版社
　　　　　（地址：沈阳市和平区十一纬路 25 号　邮编：110003）
印 刷 者：辽宁新华印务有限公司
经 销 者：各地新华书店
幅面尺寸：210 mm × 285 mm
印　　张：12
字　　数：300 千字
印　　数：1~1800 册
插　　页：4
出版时间：2024 年 5 月第 1 版
印刷时间：2024 年 5 月第 1 次印刷
责任编辑：凌　敏
封面设计：刘　彬
版式设计：袁　舒
责任校对：黄跃成

书　　号：ISBN 978-7-5591-3434-9
定　　价：168.00 元

联系电话：024-23284356
邮购热线：024-23284502
E-mail：lingmin19@163.com
http://www.lnkj.com.cn

序章

迄今为止，已有许多消化外科手术著作出版了。其中，DS NOW系列获得众多年轻外科医生阅读，获得了很高评价；原因之一是收录了大量彩色插图，动态、直观地展示手术流程，有助于模仿手术和学习技术。

近年来，消化外科手术有了长足的发展，手术技术发生了很大的变化。腹腔镜手术团队可以在同一台监视器上观察术野，利用能量设备进行组织凝固和切开解离，使用自动切割缝合器进行缝合和吻合等。此外，日本外科学会专科医师和消化外科学会专科医师的制度改革，对年轻外科医生的手术数量提出了要求。还有教育方式也在改变，不仅在临床学习手术技术，还利用动物和大体标本进行训练。

在外科领域，需要适应这种时代变化的新型手术图谱，有利于在学习手术技巧和模仿实施手术的同时，科学地理解手术操作、培养实践能力。为了满足上述需求，我们制定以下方针来编写新DS NOW系列：

1. 读者对象是实习医生至取得专科医师资格之前的外科医生，以及指导医生，讲述内容是年轻外科医生应该学会的术式。
2. 在一系列手术操作中，聚焦于年轻外科医生难以判断、难以操作的步骤，对技术上的疑点和弱点进行解说。为了加深读者的理解，将对解剖学、组织学方面的证据以及设备的特性及使用方法进行解释。
3. 为了使手术操作更容易让人产生印象，书中使用了大量插图，对于难以理解的操作还将附上2~3min的视频。

综上所述，本书是为了让大家用眼睛去看，用大脑去思考，高效学习手术技巧而编写的手术著作。与以往的手术著作相比，我期待读者在阅读本书时，更能感受到像自己在执刀或者指导后辈的临场感。如果能作为"学习手术技术的贴身指南"供大家使用的话，我们全体编辑委员将感到非常高兴。

白石宪男
北川裕久
新田浩幸
山口茂树
2019年3月

序 言

这次，新DS NOW系列第1卷《上消化道癌标准手术图谱》即将出版。在有众多手术图书出版的情况下，编辑委员希望出版一部面向年轻外科医生的新型手术指南，承蒙出版社的厚爱得以实现。这本书的实践性很强，由专家为我们讲解"上消化道癌的标准手术"。

近年来，内镜手术广泛普及，在"上消化道癌的外科治疗"中，内镜手术与传统的开胸、开腹手术一样，成为标准手术之一。因此，本书涉及食管癌和胃癌的经典传统手术和内镜手术。

即使手术方法发生了如此显著的变化，外科手术在癌症治疗中完整切除癌组织的作用不会改变，在多学科治疗中仍扮演着重要的角色。为了实践多学科治疗，术后早期的辅助治疗是有必要的。现在，对外科手术的安全性和微创性提出了更高的要求。本书作为新出版的手术著作，宗旨是不仅要对上消化道癌手术的图像和步骤进行说明，还要对提高安全性和微创性的手术技巧进行科学的说明。

根据专科医师制度的改革，医生要求有大量的执刀经验，才有外科专科医师和消化外科专科医师的考试资格。另一方面，近年来外科手术的教育体制也发生了很大的变化。在内镜外科手术中，学习者可以随时观察术者观察的术野。此外，还有机会到动物实验室和尸体解剖室接受模拟教育。外科手术的教育体制就这样充实起来了。但是，我认为很多年轻的外科医生都很烦恼。这是在某个内镜外科相关的学会上发生的事情，一位年轻的外科医生看了专家的手术视频，说："我操作得不那么好，我不知道该怎么办。" 在手术环境和教育环境发生巨大变化的情况下，作为学习者的年轻外科医生们的需求也在发生变化。从模仿专家手术技术的学习方式，发展到以解剖学和组织学理论为基础的教育模式。在本书内容里，关于上消化道癌的外科手术中，对于"从那里开始剥离的理由是什么？""如何进行可剥离层的判断？""在此之前停止剥离的理由是什么？""将其视为手术标志的理由是什么？""为什么这样的手法是危险的？" 等问题，作者通过插图和说明进行了细致的解释。另外，为了更深入地理解手术技巧，还附上手术视频。

综上所述，新DS NOW系列第1卷满足了年轻外科医生希望学习"上消化道癌的标准手术"技术的需求。我相信这是一本既可以指导年轻外科医生，也可以作为指导老师的指导指南的新型图书。最后，向在百忙之中理解编委意图并执笔的各位老师，以及出版社的各位同仁表示衷心的感谢。

白石宪男

2019年3月

编者名单

· 主　编　**白石　憲男**　大分大学医学部総合外科・地域連携学講座 教授

· 副主编　**二宮　繁生**　臼杵市医師会立**コスモス**病院 第二外科部長

· 参编者（按编写顺序）

内門　泰斗　鹿児島大学大学院腫瘍学講座消化器・乳腺甲状腺外科学 特例准教授

夏越　祥次　鹿児島大学大学院腫瘍学講座消化器・乳腺甲状腺外科学 教授

峯　　真司　がん研有明病院消化器**センタ**ー食管外科 副部長

渡邊　雅之　がん研有明病院消化器**センタ**ー食管外科 部長

今村　　裕　がん研有明病院消化器**センタ**ー食管外科 副医長

岡村　明彦　がん研有明病院消化器**センタ**ー食管外科

森田　信司　国立**がん**研究**センタ**ー中央病院胃外科 病棟医長

川島　吉之　埼玉県立**がんセンタ**ー消化器外科 部長

江原　一尚　埼玉県立**がんセンタ**ー消化器外科 副部長

稲木　紀幸　順天堂大学医学部附属浦安病院消化器・一般外科 先任准教授

西﨑　正彦　岡山大学大学院医歯薬学総合研究科消化器外科学 講師

桜本　信一　埼玉医科大学国際医療**センタ**ー上部消化管外科 教授

竹内　裕也　浜松医科大学医学部医学科外科学第二講座 教授

平松　良浩　浜松医科大学医学部医学科周術期等生活機能支援学講座 特任准教授

神谷　欣志　浜松医科大学医学部医学科外科学第二講座 講師

菊池　寛利　浜松医科大学医学部医学科外科学第二講座 講師

审译者名单

· 主　审　王振宁　李子禹

· 主　译　孙凌宇　赵　岩　王　权

· 副主译　胡文庆　郑宏群　许燕常　朱甲明　王　凯　王秋实

· 参译者（按姓氏笔画排序）

于向阳　天津市南开医院胃肠外科

王　权　吉林大学白求恩第一医院胃结直肠外科

王　凯　徐州医科大学附属医院胃肠外科

王　跃　辽宁省肿瘤医院、大连理工大学附属肿瘤医院胃外科

王秋实　哈尔滨医科大学附属第二医院胸外科

叶再生　福建省肿瘤医院胃肠外科

朱甲明　中国医科大学附属第一医院胃肠肿瘤外科

许燕常　莆田市第一医院胃肠外科

孙凌宇　哈尔滨医科大学附属第四医院肿瘤外科肝胆外科

李　军　中国中医科学院广安门医院外科

李志雄　莆田市第一医院胃肠外科

杨冬冬　哈尔滨医科大学附属第四医院肿瘤外科肝胆外科

沈继伟　黑龙江省医院普通外科

罗吉辉　湖南省人民医院普通外科

周晓俊　苏州大学附属第一医院胃肠外科

郑宏群　哈尔滨医科大学附属第四医院肿瘤外科肝胆外科

郑国良　辽宁省肿瘤医院、大连理工大学附属肿瘤医院胃外科

赵　岩　辽宁省肿瘤医院、大连理工大学附属肿瘤医院胃外科

赵桂彬　哈尔滨医科大学附属第四医院胸外科

胡文庆　长治市人民医院胃肠外科

徐　剑　佳木斯大学附属第一医院普通外科

徐志远　浙江省肿瘤医院胃外科

程卓鑫　佳木斯大学附属第一医院普通外科

谢忠士　吉林大学中日联谊医院胃肠结直肠外科

熊红雷　抚顺市第四医院胸外科

视频目录 （本书中的 ■◀ 代表视频标记）

（接下表）

（接上表）

观看视频方法

    本书附赠了大量手术视频。要观看视频需要微信扫描下方二维码。此为一书一码，为避免错误扫描导致视频无法观看，此二维码提供两次扫描机会，扫描两次后，二维码不再提供免费观看视频机会。购买本书的读者，一经扫描，即可免费观看本书视频。该视频受版权保护，如因操作不当引起的视频不能观看，本出版社均不负任何责任。切记，勿将二维码分享给别人，以免失去自己的免费观看视频机会。操作方法请参考视频使用说明。

视频使用说明

    扫描二维码即可直接观看视频。视频下有目录，点击目录可以进入相关视频的播放页面直接观看。

btQij

目 录

上消化道癌标准手术图谱
—— Step by Step 掌握手术技巧 ——

第一章 食管

第一节 开胸食管癌根治术

内门 泰斗，夏越 祥次　鹿児島大学大学院腫瘍学講座消化器·乳腺甲状腺外科学

❗ 掌握手术技术的要点

1. 在食管癌胸部手术操作时，需要掌握 No.106recRL 淋巴结的清扫技术。喉返神经周围淋巴结转移率高，不必要的操作会导致神经麻痹，严重影响术后病程。
2. 脏器重建时由于制作了胃管，在清扫腹部淋巴结的同时需要对胃周围进行处理。为避免引起术后缝合不良，需要制作足够长度的胃管，并注意勿损伤保留下来的血管。
3. 在清扫颈部两侧时，注意避免弄错清扫线。要掌握颈内动静脉和颈横动脉等解剖结构，预防损伤。

一　术前准备

（一）手术适应证与禁忌证（临床判断）

1. 适应证

● 除绝对适用内镜治疗的病例及确认有远处脏器转移的M1或T4b、N4以外的病例，都适合应用标准根治术（右开胸开腹食管部分切除术）。病变浸润肺和胸导管等可合并切除脏器的T4a病例，以及术前通过化疗或化放疗治疗效果良好、能够降期（down staging）的病例，适合应用标准根治术。

2. 禁忌证

● 绝对适用内镜治疗的病例，病变可切除但未能取得患者同意的情况，出现远处转移的M1病例，出现浸润主动脉、气管、支气管等的T4b、N4病例，不适用。

（二）术中体位与器械（图1-1-1、图1-1-2）

● 开胸进行胸部手术操作时，采用左侧卧位。
● 负压式固定器（体位垫）与手术台的固定器具并用，进行躯干的固定。
● 侧卧位时，为预防左侧压迫导致淤血等末梢血液循环障碍及神经功能障碍，可插入腋窝枕。并且，通过插入腋窝枕使开胸切口处伸展，可以确保有更好的术野。
● 右上肢要固定在向头侧或腹侧倾斜的位置，术前要确认合理的可活动区域，判断是否有疼痛等。
● 在进行腹部、颈部手术操作时，采用仰卧位。
● 为能同时进行腹部、颈部手术操作，将两上肢沿躯干靠拢固定。在弯曲上肢时，需要注意露出末梢血管并实时观察有创动脉压监测系统中的变化等。

● 为确保颈部手术操作的术野，插入肩枕以便颈部后屈进行颈部伸展。术前有必要事先确认患者是否患有颈椎疾病导致头部后屈受限。

图 1-1-1 开胸手术操作时的体位

采用左侧卧位。为防止术中体位变形，需要进行躯干固定。为预防神经功能障碍、血液循环障碍，需要进行减压处理。

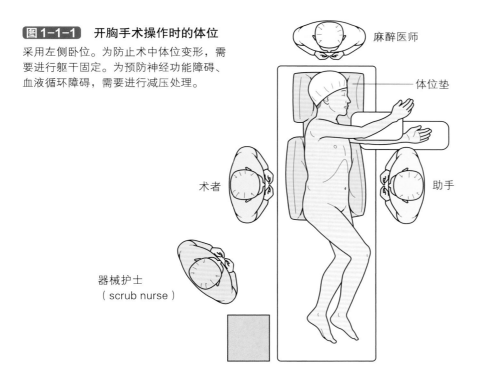

图 1-1-2 腹部、颈部手术操作时的体位

a：腹部手术操作时
b：颈部手术操作时
为了能够同时进行腹部和颈部的手术操作，采用将两上肢靠拢固定的仰卧位。需要使颈部伸展，确保术野。

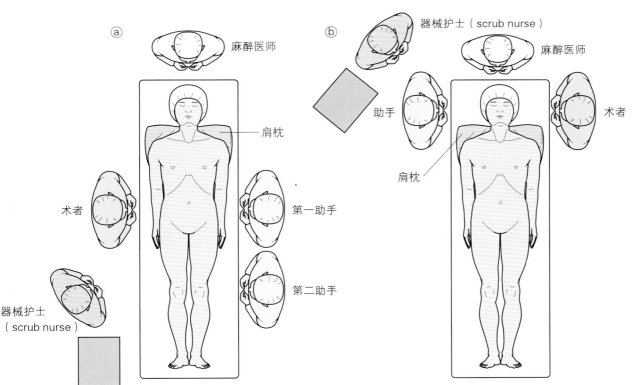

（三）胸部、腹部、颈部切口（图1-1-3）

- 食管癌的手术必须要进行原发灶切除、淋巴结清扫、食管重建，手术切口涉及胸部、腹部、颈部3个区域。
- 关于开胸切口，根据食管癌的发生部位，在右侧第4~6肋间的前侧方进行开胸。
- 切开从腋中线到右乳头下5~20 cm的皮肤。
- 在卧位发生变化以及右上肢上举等体位发生变化前后，由于肋间位置不同，体位变换结束之后，切开皮肤之前，需要对肋间进行最终确认。
- 关于颈部切口，在锁骨、胸锁关节侧面1横指处进行领口状切开。
- 关于腹部切口，在上腹部正中切开。

图 1-1-3 胸部、腹部、颈部切口
胸部为前侧方开胸，腹部为上腹部正中切开，颈部为领口状切开。

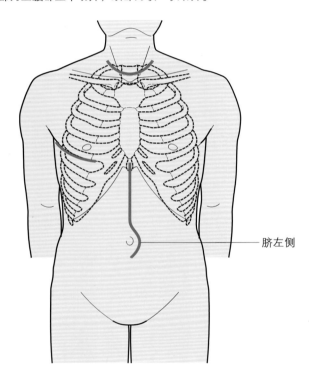

脐左侧

（四）围术期的要点

1. 术前管理

- 听取患者罹患食管癌危险因素——酒精、吸烟情况的介绍。

- 进行血液检查、呼吸功能检查等术前检查，对酒精所引起的肝炎、肝硬化、慢性阻塞性肺疾病（COPD）等进行术前评估，这非常重要。另外，还需要通过追加ICG检查、肝胶体显像检查对肝功能进行详细评估，进行呼吸功能训练等训练指导。

- 最近，并发糖尿病的病例逐渐增加，应积极通过糖尿病治疗进行干预控制。控制效果不佳时，有必要采用胰岛素强化治疗等有效控制术前血糖。

- 当食管癌处于进展期时，可能出现因癌症引起的食物吞咽障碍，导致食物摄取量减少、体重减轻、血液检查显示营养状况恶化等情况。这种情况下，应积极经鼻饲管或胃造瘘管进行营养支持。

- 胸部食管癌的淋巴结转移多见于胸部、腹部、颈部等多个部位，术前需使用CT、US、MRI、PET、超声内镜等检查或设备充分评估转移情况。

2. 术后管理

- 食管癌术后常出现各种并发症。最常见的并发症是术后出血、术后肺炎、吻合口瘘、手术部位感染，由于病情严重，会导致术后30日以内的手术相关死亡，因此术后需注意监护。

- 特别是术后肺炎，其发生原因有喉返神经麻痹所致的误咽及伤口痛所致的反复咳痰困难，因此需要在术中进行细致的操作并积极控制术后疼痛。

二 **手术操作步骤**

（一）手术步骤的注意事项

● 标准的手术步骤如下所示。

● 通常，首先开胸进行食管切除、胸腔内的淋巴结清扫。然后变换体位，开腹进行腹腔内淋巴结清扫，并制作胃管。同时切开颈部，进行双侧颈部淋巴结清扫，将做成的胃管通过后纵隔路径上举，进行颈部吻合。

● 关于术前进行了放化疗和补救性手术的患者，考虑到术后缝合不良的风险，通过胸壁前路径进行重建。

（二）实际手术步骤

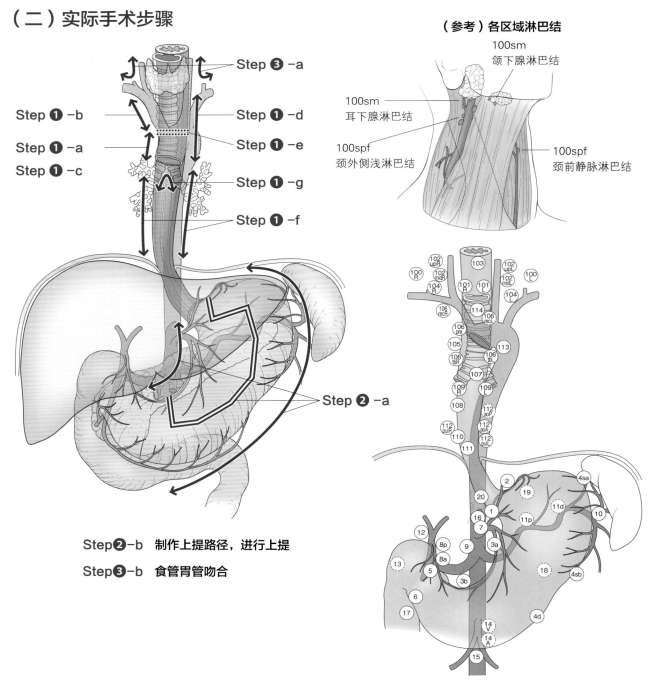

（参考）各区域淋巴结

Step❷-b　制作上提路径，进行上提

Step❸-b　食管胃管吻合

（日本食管学会编：臨床　病理　食管癌取扱い規約　第11版. 金原出版, 東京, 2015. より引用改変）

[表示本章中要讲解和学习的手术技巧（后有详述）]

Step ❶　胸部操作

　　a. 显露并切开奇静脉弓

(p.8)　b. No. 106 recR淋巴结的清扫（图A）

　　　Focus 1 ▣◀

　　c. 显露并切开右支气管动脉

(p.10)　d. No. 106 recL、No. 106 tbL

　　　淋巴结的清扫（图B）　◀ Focus 2 ▣◀

　　e. 切开食管

　　f. 剥离中下纵隔的食管

(p.13)　g. No. 107、No. 109 RL

　　　淋巴结的清扫 ◀ Focus 3 ▣◀

Step ❷　腹部操作

(p.16)　a. 处理胃周围，制作胃管（图C）　◀ Focus 4

　　b. 制作上提路径，进行上提

Step ❸　颈部操作

(p.18)　a. 清扫颈部两侧 ◀ Focus 5 ▣◀

　　b. 吻合食管胃管（图D）

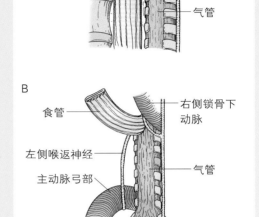

A

　食管
　右侧锁骨下动脉
　右侧喉返神经
　气管

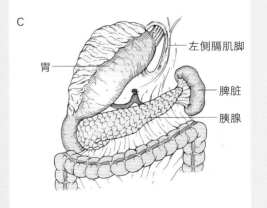

B

　食管
　右侧锁骨下动脉
　左侧喉返神经
　气管
　主动脉弓部
　左主支气管

C

　胃
　左侧膈肌脚
　脾脏
　胰腺

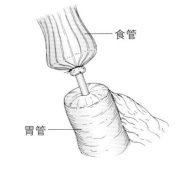

D

　食管
　胃管

三 **掌握手术技术**

关注前述"手术步骤"中需要掌握的手术技巧！

Focus 1 **胸部操作：No.106recR淋巴结的清扫**

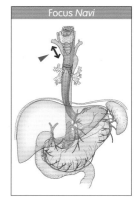

Focus *Navi*

（一）手术起始点和目标

- 清扫位于右侧喉返神经背侧的No.106recR淋巴结。
- 确认处理右侧甲状腺下动脉食管支的部位为No.106recR淋巴结最上部的头侧断端（图1-1-4）。

图 1-1-4 No.106recR 淋巴结的清扫

a：切开胸膜，显露出右侧迷走神经及右侧锁骨下动脉下缘
b：确定右侧喉返神经，清扫其背侧的No.106recR淋巴结

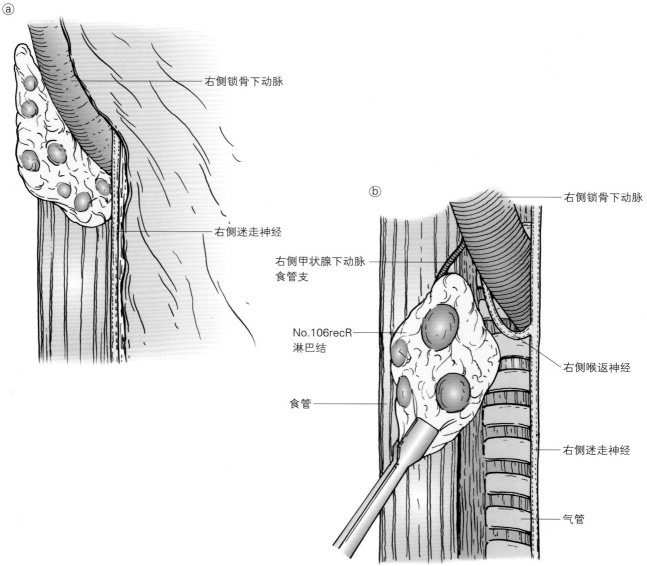

ⓐ

右侧锁骨下动脉

右侧迷走神经

ⓑ

右侧锁骨下动脉

右侧甲状腺下动脉
食管支

No.106recR
淋巴结

右侧喉返神经

食管

右侧迷走神经

气管

（二）需要掌握的手术技术

◉ 手术技术概要

从奇静脉弓的上腔静脉侧开始切开纵隔胸膜，为了显露出迷走神经，向头侧推进切开，确定右侧迷走神经分支的右侧喉返神经的返回部位后，清扫存在于右侧喉返神经背侧的No.106recR淋巴结。

◉ 需要掌握的手术技术的要点

（1）从奇静脉弓的右侧迷走神经开始向头侧推进切开上纵隔的壁胸膜，到达右侧锁骨下动脉的前面后，确认返回的右侧喉返神经（🎥①）。

（2）剥离右侧喉返神经背侧的组织后，即可清扫No.106recR淋巴结。为避免损伤神经，不使用手术电刀等能量器械处理喉返神经食管支，而是使用组织剪进行切开，对于小血管使用血管夹，尽可能地预防出血。

🎥①

扫视频目录页
二维码

（视频时间 2 : 33）

（三）评估（Assessment）

Q 如何形成术野？

▶ 术者用左手镊子牵拉右侧锁骨下动脉右下缘的脂肪组织，助手压排右侧锁骨下动脉，以此形成剥离面。

▶ 根据具体情况，有时还会缠住右侧迷走神经并牵拉。

Q 从哪里开始切断？巧妙的入路方法是什么？

▶ 向头侧显露出右侧迷走神经正上方，朝向右侧锁骨下动脉切开胸膜。预先显露出右侧锁骨下动脉的前面，对于检查右侧喉返神经十分重要（图1-1-4a）。

▶ 确认右侧喉返神经后，沿着右侧锁骨下动脉的血管鞘进行剥离。

Q 如何设定切断线？

▶ 通过剥离与右侧迷走神经交叉的右侧锁骨下动脉右缘，可以确认返回的右侧喉返神经。

▶ 如果预先在将要清扫的No.106recR淋巴结的气管右侧进行剥离，则清扫组织的可动性就会增大，变得容易牵拉，切开右侧喉返神经分支的食管支则变得容易（图1-1-4b）。

Q 需要切断到什么位置？标志是什么？

▶ No.106recR淋巴结位于右侧喉返神经背侧，因此需要一边切断右侧喉返神经食管支，一边向前剥离右侧喉返神经，推进清扫。

▶ 头侧断端应到可以确认右侧甲状腺下动脉食管支的水平。

Q 切断的窍门是什么？

▶ 剥离、清扫右侧锁骨下动脉右下缘、气管右侧等处的淋巴结后，切离右侧喉返神经食管支，分离右侧喉返神经与No.106recR淋巴组织。

Q 切断的隐患是什么?

▶ 由于不必要的剥离操作会导致气管食管动静脉出血，使细微的解剖结构的辨识变得困难，因此需要慎重地进行剥离，使用血管夹，或在不影响喉返神经的情况下使用能量器械预防出血。

▶ 过度牵拉也会导致右侧喉返神经麻痹，因此需要避免。

Focus 2 胸部操作: No.106recL、No.106tbL淋巴结的清扫

(一)手术起始点和目标

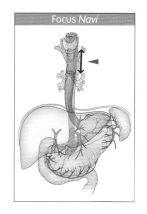
Focus *Navi*

- 将胸部上部食管的背侧进行充分剥离后，自气管左侧至有光泽的层，一边与左侧喉返神经一起靠近食管侧，一边进行剥离，最终用组织剪剪开食管支，同时游离左侧喉返神经，进行No.106recL淋巴结的清扫 (图1-1-5)。

- 延长No.106recL淋巴结的清扫线，清扫No.106tbL淋巴结。

图 1-1-5 No.106recL、No.106tbL 淋巴结的清扫

a：显露气管左侧壁
b：剥离左侧喉返神经，清扫腹侧的No.106recL淋巴结

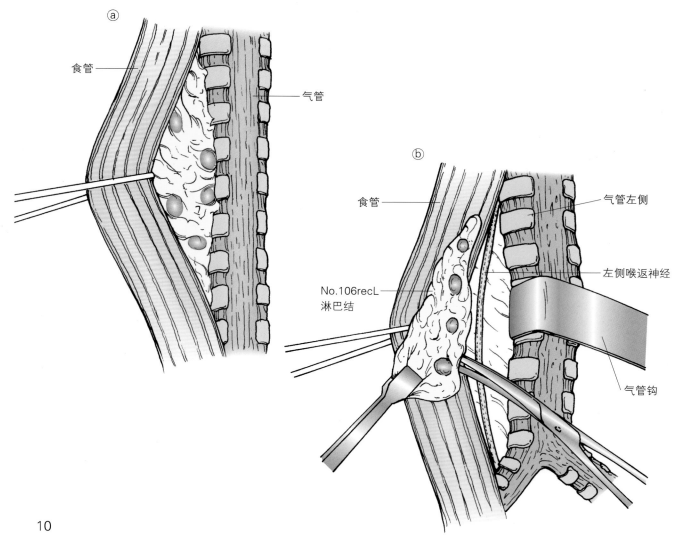

（二）需要掌握的手术技术

◉ 手术技术概要

清扫No.106recL淋巴结时，在显露气管壁的层进行剥离，沿着气管壁分离包含神经的组织，剥离位于神经腹侧的组织。在确认并显露出左侧喉返神经的同时，对No.106recL淋巴结进行清扫。夹在主动脉弓与左主支气管之间的区域为No.106tbL淋巴结，在保留左支气管动脉的同时进行清扫。

◉ 需要掌握的手术技术的要点

（1）通过充分剥离胸部上部食管的背侧，以及自气管左侧至有光泽的层，左侧喉返神经与清扫的No.106recL淋巴结形成一团块，被牵拉向食管侧（▶️②）。

（2）关于No.106tbL淋巴结，需要一边留意左侧喉返神经的返回部，一边清扫位于主动脉弓下缘的淋巴结。

扫视频目录页
二维码

（视频时间 2∶49）

（三）评估（Assessment）

Q 如何形成术野？

▶ 在保留胸导管的层剥离胸部上部食管背侧的疏松结缔组织。接着，在食管与气管膜样部之间进行剥离，以便能够牵拉胸部上部食管（图1-1-5a）。

▶ 在显露出气管壁左侧的层进行剥离，沿着气管壁左侧剥离左侧喉返神经腹侧的组织。再使用气管钩将气管向前方牵拉，展开视野。通过翻转气管进行展开，可以更容易了解清扫淋巴结的剥离层（图1-1-5b）。

▶ 为了更好地确保清扫头侧的视野，也可考虑离断食管进行牵拉。

Q 从哪里开始切断？巧妙的入路方法是什么？

▶ 从气管壁左侧开始，一边保留气管血管网，一边进行剥离。在光泽层（即比交感神经心脏支浅的层）游离应清扫的组织。

▶ 通过保留左侧喉返神经食管支，左侧喉返神经将向被牵拉的胸部上部食管侧靠近，清扫的腹侧淋巴结则会被牵拉呈肠系膜状（图1-1-6）。

图1-1-6　被牵拉呈肠系膜状的淋巴结

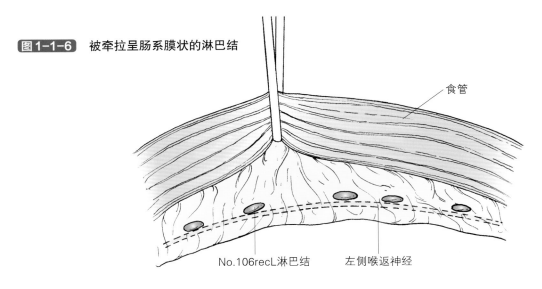

食管

No.106recL淋巴结　　左侧喉返神经

Q 如何设定切断线?

▶ 一边确认气管的左侧位置,一边向头侧推进剥离。

▶ 在保留胸导管的层,将胸部上部食管的背侧向腹侧进行充分的剥离。

▶ 在比交感神经心脏支浅的层进行剥离。

Q 需要切断到什么位置? 标志是什么?

▶ No.106recL淋巴结清扫的上缘到左侧喉返神经呈扫帚状分支的高度,下缘到左侧喉返神经的返回部为止。

▶ 清扫主动脉弓下缘的No.106tbL淋巴结。

Q 切断的窍门是什么?

▶ 在胸部上部食管侧,通过将腹侧的No.106recL淋巴结与左侧喉返神经一起剥离并游离出来,可以确认左侧喉返神经并清扫淋巴结。

Q 切断的隐患是什么?

▶ 当推进清扫操作时,左侧喉返神经会被游离出来。需要注意如果剥离时过度牵拉,则有可能导致麻痹。

▶ 在清扫No.106tbL淋巴结时,如果损伤左支气管动脉、左迷走神经以及位于更深层的左肺动脉,则会引起意想不到的大出血,因此需要注意。

Focus 3 ▶ 胸部操作：No.107、No.109RL淋巴结的清扫

（一）手术起始点和目标

- 将No.107、No.109RL淋巴结与心包之间充分剥离至气管、支气管壁后，在气管、支气管下缘，沿气管、支气管壁清扫呈直立状的淋巴结（图1-1-7）。

图 1-1-7 No.107、No.109RL 淋巴结的清扫

a：剥离右主支气管、气管分叉处
b：清扫呈直立状的No.107、No.109RL淋巴结
c：No.107淋巴结的清扫（术中照片）

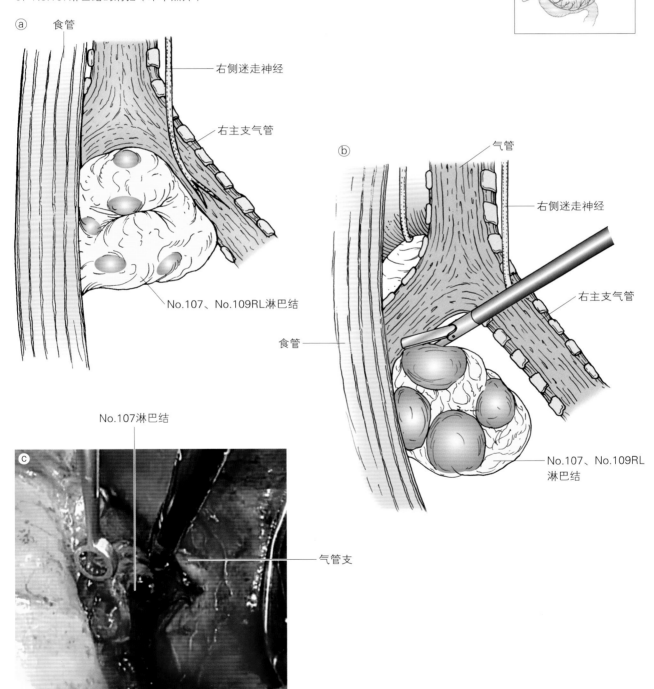

（二）需要掌握的手术技术

> ◉ **手术技术概要**
>
> 　　切开自左、右主支气管至心包的胸膜，充分剥离淋巴结腹侧与心包之间至气管、支气管壁后，沿着气管、支气管壁进行No.107、No.109RL淋巴结的清扫（■◀③）。
>
> ◉ **需要掌握的手术技术的要点**
>
> （1）将No.107、No.109RL淋巴结的腹侧与心包之间剥离至气管、支气管壁，使其在气管分叉处下缘呈直立状。
>
> （2）不直接夹持淋巴结，而是夹持胸膜或结缔组织。

■◀③

扫视频目录页
二维码

（视频时间2：21）

（三）评估（Assessment）

Q 如何形成术野?

▶ 术者在牵拉应清扫的淋巴结时，尽量避免直接夹持淋巴结，而是应该夹持胸膜或结缔组织。

▶ 不应用力夹持和牵拉，而是以向背侧下方压排的状态进行展开。

▶ 助手使用肺压排钩或气管钩将右肺、右主支气管向腹侧上方压排（图1-1-8）。

图 1-1-8　形成术野

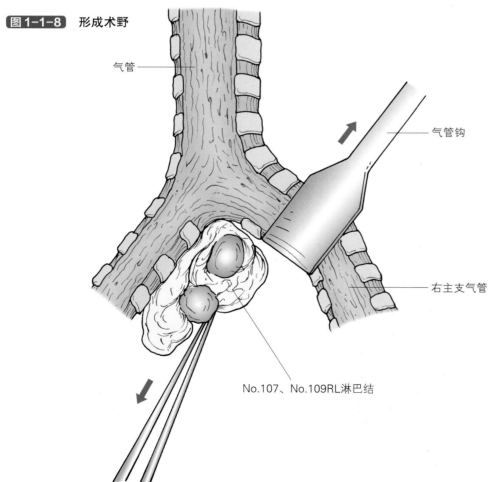

气管

气管钩

右主支气管

No.107、No.109RL淋巴结

Q 从哪里开始切断？巧妙的入路方法是什么？

▶ 切开气管、支气管的胸膜，明确右主支气管下缘。

▶ 从右主支气管下缘将No.109R淋巴结腹侧面从心包上剥离出来。

▶ 使No.109R淋巴结腹侧面的剥离向No.107淋巴结的腹侧面连续，进而向No.109L淋巴结方向剥离与心包之间的位置（图1-1-7）。

Q 如何设定切断线？

▶ 明确气管、支气管下缘。

▶ 剥离需清扫的淋巴结的腹侧与心包之间，直至能够确认气管、支气管壁为止。

▶ 从支气管将No.109R淋巴结进行剥离，向气管分叉处的No.107淋巴结推进剥离，向No.109L淋巴结推进清扫（图1-1-7b）。

Q 需要切断到什么位置？标志是什么？

▶ 清扫的上缘为气管、下缘为支气管。

▶ 在清扫No.107淋巴结时，在气管分叉处附近，为了确认支气管动脉从气管前淋巴结及腹侧的流入情况，要注意仔细剥离。

▶ 保留左侧迷走神经的肺支，在尾侧边切开，边清扫No.109L淋巴结。

Q 切断的窍门是什么？

▶ 通过将No.107、No.109RL淋巴结的腹侧与心包之间位置剥离至气管、支气管壁，可以明确气管、支气管下缘的位置，使淋巴结呈直立状（从心包壁剥离后的板状）。

▶ 在气管分叉处附近，有时会发现来自腹侧的支气管动脉的血流，因此要使用能量器械预防不必要的出血。

Q 切断的隐患是什么？

▶ 由于不必要地持握应清扫的淋巴结会导致淋巴结裂开出血，进而妨碍视野，因此应尽量避免直接持握淋巴结本身。

▶ 仔细切开淋巴结周围的结缔组织和膜，以免气管损伤和左、右侧迷走神经分支的肺支受损。

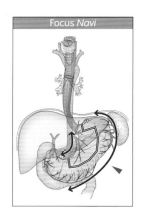

Focus 4 ▶ 腹部操作：处理胃周围，制作胃管

（一）手术起始点和目标

● 在保留胃右动静脉、胃网膜右动静脉的同时，处理胃脾韧带、胃短动静脉、胃后动脉、胃左动静脉（图1-1-9）。

● 制作能够充分到达颈部的足够长的细径胃管（图1-1-10）。

图 1-1-9 处理胃周围

a：切开大网膜，打开网膜囊
b：保留胃右动静脉、胃网膜右动静脉，处理胃周围

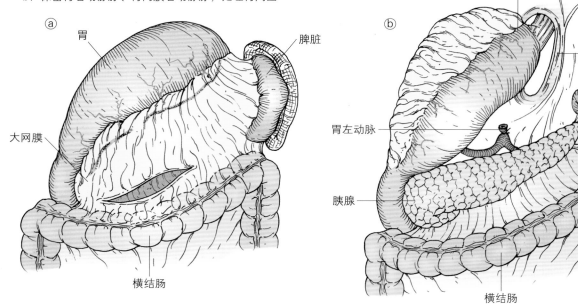

ⓐ 胃　脾脏　大网膜　横结肠

ⓑ 胃　左侧膈肌脚　脾脏　胃左动脉　胰腺　横结肠

图 1-1-10 制作胃管

a：从胃右动脉终末支第2～3分支开始制作细径胃管
b：制作长的细径胃管

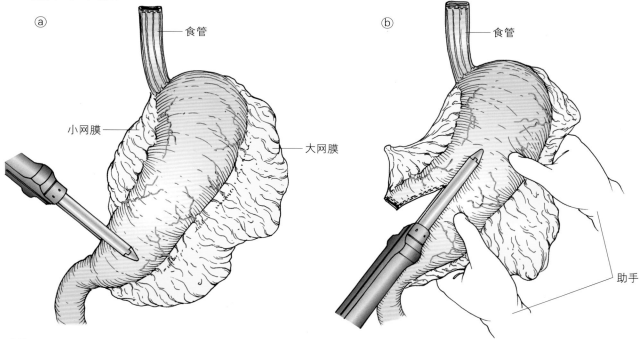

ⓐ 食管　小网膜　大网膜

ⓑ 食管　助手

（二）需要掌握的手术技术

◉ **手术技术概要**

为重建制作胃管，并进行腹部淋巴结清扫。因为胃是重建脏器，所以要保留胃右动静脉、胃网膜右动静脉。使用自动切割缝合器制作细径胃管。与来自胸腔的清扫相连续，清扫腹部No.20、No.1、No.2、No.3、No.7、No.9淋巴结。

◉ **需要掌握的手术技术的要点**

（1）打开网膜囊，在结肠附着侧缘切开大网膜后，处理胃脾韧带和胃短动静脉。结扎、切断胃左动静脉后，朝向食管裂孔处理胃后动脉。在肝附着处切断胃小弯侧的小网膜，切到食管裂孔，将食管从胸腔内向腹侧拉出。

（2）在制作细径胃管时，在胃右动静脉终末支的第2~3分支之间结扎、切开，将小网膜切开。将自动切割缝合器从胃小弯插入，助手用双手握住胃大弯，使缝合器向胃长轴方向充分伸展，同时沿胃大弯制作3.5~4 cm的胃管。

（三）评估（Assessment）

Q 如何形成术野？

▶ 向左横膈膜下脾脏后面插入手术纱布，将脾脏从后腹膜上提。

▶ 在处理胃脾韧带、胃短动静脉时，将胃脾韧带夹在术者左手第2指和第3指之间，将胃大弯侧向腹侧斜上方保护性地牵拉。

▶ 在处理胃左动静脉时，助手向下牵拉胰腺下缘，术者用左手将胃胰韧带向头侧腹侧牵拉。

▶ 在制作细径胃管时，用助手的双手向长轴方向伸展。

Q 从哪里开始切断？巧妙的入路方法是什么？

▶ 在胃大弯侧，在结肠附着侧缘开始切开大网膜。将切断线向胃脾韧带方向延长，用能量器械处理胃网膜左动静脉、胃短动静脉（图1-1-9a）。

▶ 在胰腺上缘结扎并切断胃左静脉，一边切除腹腔动脉周围的脂肪组织，一边结扎并切断胃左动脉（图1-1-9b）。

▶ 在胃右动静脉终末支的第2~3分支之间切开小网膜，开始制作细径胃管。

Q 如何设定切断线？

▶ 使伸向胃大弯、胃小弯侧食管裂孔的切断线与胃左动静脉的切离面相连续。

▶ 利用胃大弯胃管制作宽3.5~4 cm的细径胃管（图1-1-10）。

Q 需要切断到什么位置？标志是什么？

▶ 与胃大弯、胃小弯侧一起向食管裂孔处推进剥离。

▶ 沿着食管裂孔周围的横膈膜展开，向纵隔推进剥离，向外侧牵拉左、右侧膈肌脚，使心包、左右胸膜、主动脉前面显露出来，清扫下纵隔。

▶ 切除腹腔动脉周围的脂肪组织，同时结扎并切断胃左动脉。

Q 切断的窍门是什么？

▶ 在脾脏侧切开胃网膜左动静脉、胃短动脉，以使其尽可能靠近胃侧，并要考虑用于颈部的血管吻合。

▶ 与处理胃短动静脉一样，将胃后动静脉尽可能长地贴在胃上保留下来。

Q 切断的隐患是什么？

▶ 胃网膜右动静脉或胃右动静脉的血管受损时可能会导致胃管无法使用，因此在处理血管、制作胃管时也要注意不要无意中持握大网膜。

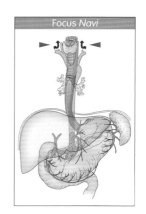

Focus 5 ▶ 颈部操作：清扫颈部两侧

（一）手术起始点和目标

● 确定两侧No.101、No.104淋巴结的清扫线，进行淋巴结清扫（图1-1-11）。

（二）需要掌握的手术技术

◉ **手术技术概要**

关于颈部淋巴结清扫的操作，是对位于颈内静脉外侧的两侧锁骨上的No.104淋巴结、位于右侧喉返神经背侧的No.101R淋巴结、位于左侧喉返神经腹侧的No.101L淋巴结进行清扫。

◉ **需要掌握的手术技术的要点**

（1）清扫位于右侧喉返神经背侧的No.101R淋巴结、位于左侧喉返神经腹侧的No.101L淋巴结。

（2）在清扫No.104淋巴结时，应在颈内静脉及颈外静脉的线、在颈横动脉前面的层进行清扫，在清晰地辨识清扫线的同时进行清扫（■◀4）。

扫视频目录页
二维码

（视频时间2：19）

（三）评估（Assessment）

Q 如何形成术野？

▶ 剥离胸锁乳突肌的背侧，以免妨碍视野。

▶ 在No.101淋巴结的清扫中，将喉头向与清扫侧相反的上方牵拉。进一步向外侧牵拉颈内动脉，确保视野（图1-1-11a、b）。

▶ 在No.104淋巴结的清扫中，在胸锁乳突肌的胸骨支与锁骨支之间进行清扫，向内侧方向牵拉颈内静脉（图1-1-11c、d）。

▶ 用淋巴结握持钳进行反向牵拉的同时，明确剥离层。

Q 从哪里开始切断？巧妙的入路方法是什么？

▶ 在No.101淋巴结的清扫中，从颈内动脉内侧朝向椎体侧剥离，直至椎前筋膜。

▶ 在No.104淋巴结的清扫中，明确颈内静脉外侧缘，进行上下剥离。

Q 如何设定切断线?

▶ 在No.101淋巴结的清扫中，自颈内动脉内侧缘至颈部食管外侧缘进行清扫。右侧清扫喉返神经的背侧，左侧清扫喉返神经的腹侧。上缘为环状软骨下缘的高度，下缘与来自胸腔操作的No.106recRL淋巴结的清扫相连续。

▶ 在No.104淋巴结的清扫中，自颈内静脉外侧缘到颈外静脉内侧缘进行清扫。清扫边界的内侧上方为至静脉角为止，下方为至环状软骨下缘为止。

图 1-1-11　清扫颈部两侧

a：在清扫No.101R淋巴结时，确认右侧颈内动脉内侧缘
b：确定右侧喉返神经位置，清扫其背侧的No.101R淋巴结
c：在清扫No.104R淋巴结时，确认右侧颈内静脉外侧缘
d：在比右侧颈横动脉浅的层，清扫No.104R淋巴结

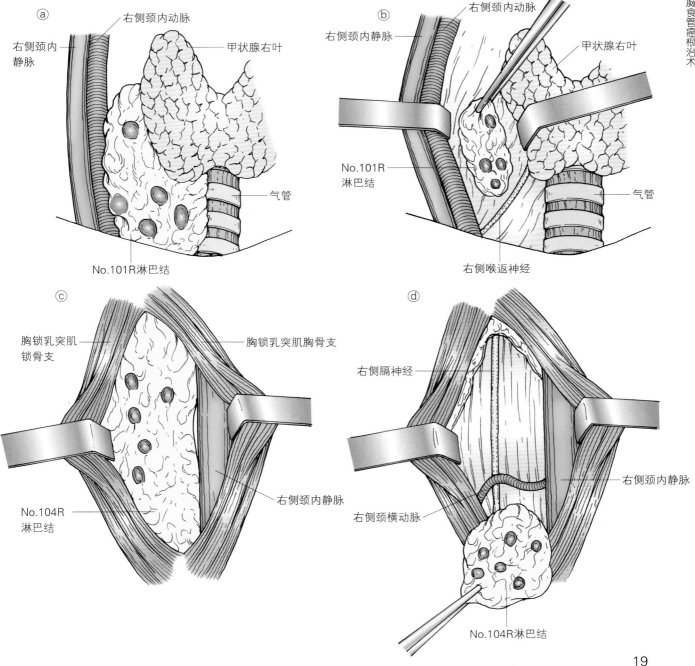

19

Q 需要切断到什么位置？标志是什么？

▶ 在No.101淋巴结的清扫中，标志为颈内动脉与喉返神经。特别是为了不使喉返神经麻痹，需要慎重地确定喉返神经位置，在牵拉淋巴结时也要保护性地进行牵拉，这一点很重要。

▶ 在No.104淋巴结的清扫中，需注意淋巴结的背侧至外侧的清扫线。在背侧，在比颈横动脉层靠近腹侧的层进行剥离。由于牵拉淋巴结，剥离至意想不到的深层，则有可能导致颈横动脉和膈神经的损伤。另外，在外侧剥离时，需要注意也有损伤副神经的危险性。

Q 切断的窍门是什么？

▶ 在No.101淋巴结的清扫中，在清扫初期阶段确定喉返神经的位置，预防损伤。

▶ 在No.104淋巴结的清扫中，为了不误认清扫线，需进行适当的牵拉，在适当的层进行剥离。

Q 切断的隐患是什么？

▶ 在No.101淋巴结的清扫中，需要注意喉返神经在左、右走行并不相同。右侧喉返神经在右侧锁骨下动脉返回，因此将右侧颈总动脉内侧向下方剥离后，朝向右侧锁骨下动脉，仔细剥离右侧锁骨下动脉的正上方，则可以确认右侧喉返神经。关于左侧喉返神经，当显露出气管壁并沿着气管壁剥离组织后，则可以在气管和食管旁确定左侧喉返神经的位置。

▶ 在No.104淋巴结的清扫中，通过显露颈横动脉，在维持前面层的同时推进操作，则可以在不损伤膈神经的情况下进行充分的清扫。

四　问题解答（Trouble shooting）

● 关于开胸食管癌根治术中的问题解答，包括术中出血、气管损伤、喉返神经损伤等3个方面。

（一）术中出血（图1-1-12）

Q 术中出血的好发部位是哪里？

▶ 胸部操作中出血的好发部位，为从降主动脉分支的食管固有动脉。

▶ 腹部操作中出血的好发部位，为与大网膜有纤维性粘连的脾脏被膜。

▶ 颈部操作中出血的好发部位，为颈内静脉。

Q 术中出血的原因是什么？

▶ 在胸部操作中，由于食管剥离时强力牵拉，导致食管固有动脉被拔出而造成损伤（图1-1-12a）。

▶ 在腹部操作中，大网膜与脾脏有纤维性粘连，由于不小心牵拉，导致脾脏被膜损伤（图1-1-12b）。

▶ 在颈部操作中，剥离胸锁乳突肌的背侧不充分，无法确保视野，无法掌握解剖学标志。

Q 术中出血的预防方法是什么？

▶ 在剥离、清扫操作中，在确保术野的同时，辨识剥离层来进行操作。

▶ 为了避免不经意牵拉，一边和助手协调配合，一边推进手术。

▶ 在术前，通过CT、US等掌握解剖学标志。

Q 术中出血时的应对措施是什么?

▶ 当术中出血时，首先尝试压迫止血。

▶ 当食管固有动脉出血时，通过压迫止血、使用可吸收性局部止血材料难以止血时，需要请求血管外科医师的协助，帮助止血。

▶ 脾脏实质造成损伤，通过压迫止血、使用可吸收性局部止血材料难以止血时，也可以考虑进行缝合或切除脾脏。

▶ 对于颈部的出血，多在直视下进行缝合止血，可用非吸收单丝线缝合止血（图1-1-12c）。

图 1-1-12 术中出血

a：从降主动脉分支的食管固有动脉的拔出损伤
b：牵拉纤维性粘连部位，导致脾脏被膜损伤
c：颈内静脉损伤

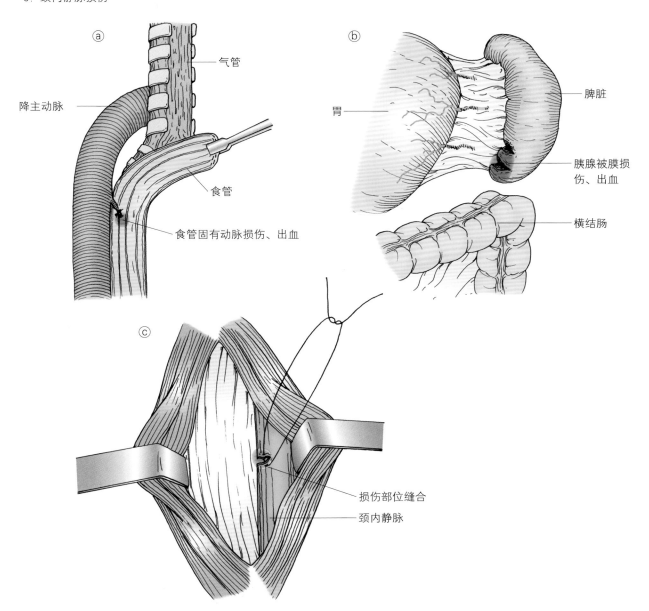

（二）气管损伤（图1-1-13）

Q 气管损伤的常见部位是哪里？

▶ 常见于与上部食管相接的气管、左主支气管膜样部。

Q 气管损伤的原因是什么？

▶ 进展期食管癌的发生部位位于Ut、Mt，有牢固粘连时。

▶ 由于放疗，有牢固粘连时。

▶ 由于粘连，剥离上部食管与气管、左主支气管膜样部时，有时由于使用能量器械所导致。

Q 气管损伤的预防方法是什么？

▶ 在怀疑浸润的进展期癌的情况下，术前应事先通过支气管镜、超声内镜确认有无浸润情况。

▶ 由于膜样部位的粘连，气管被牵拉到食管侧，因此使用能量器械时需要充分看清切断、剥离线。

Q 气管损伤的应对措施是什么？

▶ 当损伤部位较小且可以缝合闭合时，使用非吸收单丝线进行缝合。为了进一步加固，有时还需要移植由背阔肌、肋间肌组成的肌瓣。

▶ 当损伤较大时，制作心膜补丁，在损伤部位使用非吸收单丝线进行缝合。为了进一步加固，还需要移植由背阔肌、肋间肌组成的肌瓣。

图1-1-13 气管损伤

左主支气管膜样部的损伤。

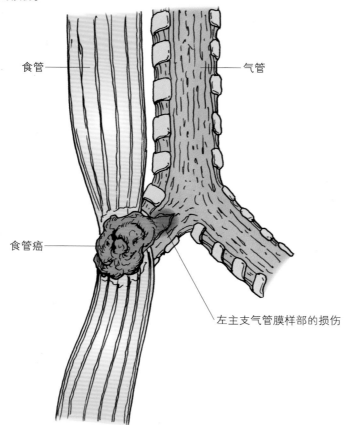

食管　气管

食管癌

左主支气管膜样部的损伤

（三）喉返神经损伤

Q 喉返神经损伤的常见部位是哪里？

▶ 常见于清扫No.106recRL、No.101淋巴结时。

Q 喉返神经损伤的原因是什么？

▶ 原发灶或转移淋巴结浸润喉返神经，必须要合并切除时。

▶ 在清扫操作中，有时误将喉返神经切断。

Q 喉返神经损伤的预防方法是什么？

▶ 在清扫喉返神经周围淋巴结时充分游离其周围，将神经一起包含在清扫组织内。

▶ 预先确认并识别喉返神经的走行。

Q 喉返神经损伤的应对措施是什么？

▶ 通过神经缝合或神经移植进行喉返神经的重建。

▶ 有喉返神经端端吻合、神经间置移植、颈袢神经及喉返神经吻合等重建方法。

◆ 参考文献

［1］ 内门泰斗，奥村　浩，松本正隆，ほか: 胸部食管癌　治療の実際. 消化器外科 2009; 32: 699–705.
［2］ 内门泰斗，奥村　浩，松本正隆，ほか: 再建胃管血流不良. 手術 2010; 64: 955–958.
［3］ 内门泰斗，夏越祥次: リンパ節郭清up–to–date　食管癌. 消化器外科 2015; 38: 1263–1269.

专栏

【 选择开胸手术还是胸腔镜手术？ 】

　　通过胸腔镜进行食管癌手术的医疗机构正在增加。这是因为，通过放大视觉效果可以观察到微细结构，胸壁损伤也小，在降低术后肺炎的发生率和减轻术后疼痛方面，胸腔镜手术比开胸手术更胜一筹。但是，NCD 数据分析显示，胸腔镜手术后的再次手术率比开胸手术的再次手术率高。另外，在胸腔镜手术中发生术中出血并难以止血时，或者发生其他脏器损伤且难以应对等情况时，必须转为开胸手术。因此，有必要做好开胸切除食管的准备。

第二节　胸腔镜食管癌根治术

峯　真司，渡邊　雅之，今村　裕，岡村　明彦　がん研有明病院消化器センター一食管外科

> **！掌握手术技术的要点**
>
> 1. 进行不引起喉返神经麻痹的上纵隔清扫操作：这是食管癌手术中最为关键的一点。目标为预防麻痹的同时又不会出现清扫不充分的情况。
> 2. 进行没有出血的中下纵隔清扫：中下纵隔的清扫操作相对容易，但需要注意在剥离主动脉前面时，不要引起食管固有动脉的出血。另外，清扫气管分叉处下淋巴结也容易出血，因此需要注意。
> 3. 进行没有缝合不良的吻合：如果没有出现缝合不良的情况，术后管理会非常容易。本文就不再赘述了。

一　术前准备

（一）手术适应证（临床判断）

● 由于手术是创伤较大的治疗方法，即使有耐受能力，也应提示选用作为替代疗法的放化疗，在此基础上在获得同意后再选择外科手术治疗。目前，在笔者所在科室诊疗的几乎所有食管切除术的病例都在俯卧位胸腔镜下进行手术。原则上，制作胃管也要在腹腔镜下进行。

（二）术中体位与器械（图1-2-1）

● 体位：胸部操作时采用俯卧位（**图1-2-1a**），腹部和颈部操作时采用开脚仰卧位（**图1-2-1b**、**c**）。关于俯卧位，最初采用半俯卧位，但由于许多患者术后肩部疼痛，且至今为止还没有术中紧急开胸的病例，所以现在采用完全俯卧位。

● 器械：能量器械使用了血管闭合系统和可重复使用的超声凝固切开装置两种。

（三）戳卡的位置

● 以右后腋窝线为中心，如**图1-2-2**所示留置了5个戳卡。第9肋间戳卡的位置以肩胛下角的高度为标准。

● 要点：从肋间中央与胸壁垂直插入戳卡。另外，肋间的位置个人差异很大，即使和平时一样留置，也有可能出现下纵隔操作容易但上纵隔操作困难的情况，或者相反的情况。在感到操作困难的情况下，可以毫不犹豫地追加5 mm的戳卡。

（四）围术期的要点

1. 术前管理

- 彻底禁烟戒酒。

- 检查包括下咽癌、喉癌在内的重复癌。

- 如果有狭窄症状，则通过经鼻胃管进行营养支持。

- 去牙科就诊，彻底做好口腔护理。

- 预防术后眩晕。

- 服药管理指导。

- 如果可能的话，从术前开始进行康复训练。

- 手术当天，手术开始前给予甲泼尼龙®250mg。

图 1-2-1 体位与器械

a：胸部操作时的体位
b：腹部和颈部操作时的体位

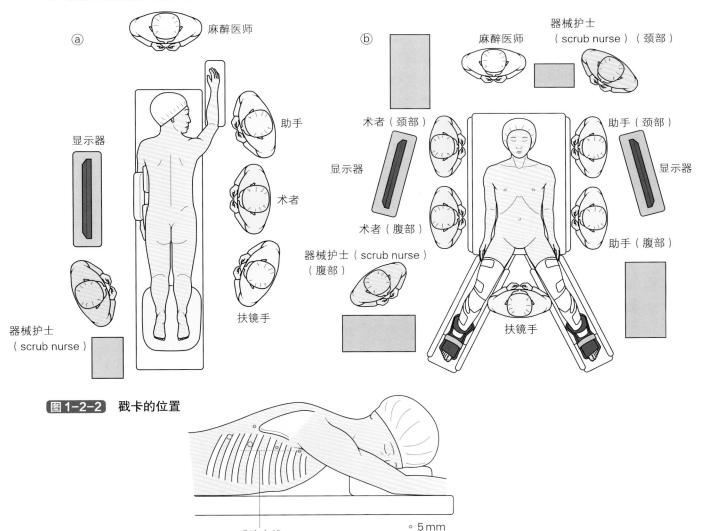

图 1-2-2 戳卡的位置

后腋窝线

○ 5 mm
○ 12 mm

右前臂从右耳向腹侧固定（因为向背侧伸展会造成臂神经丛麻痹）

2. 术后管理

- 当天拔管。
- 从术后第1天开始使用胃管瘘、空肠瘘等，进行经管营养支持。
- 早日离床。
- 术后第2天拔出经鼻胃管。
- 从术后第7天开始重新经口摄入食物。

 手术操作步骤

（一）手术步骤的注意事项

- 标准的手术步骤如下所示。
- 在胸腔镜食管切除术中，最为重要的上纵隔清扫多在手术后半程进行。在手术前半程进行的中下纵隔清扫中，要小心谨慎地操作，注意不要引起意外的出血和延长手术时间。
- 虽然容易变成术者单人完成手术，但也不要忘记适当地让助手帮助展开术野。

（二）实际手术步骤

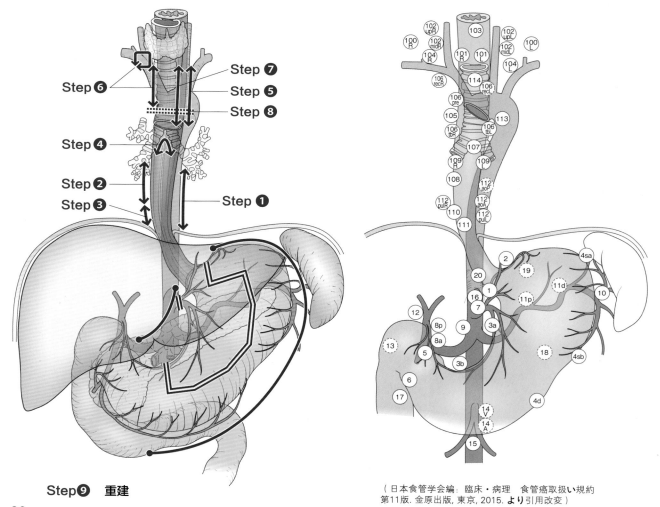

Step ❾　重建

（参考）各区域淋巴结

（日本食管学会编：临床·病理　食管癌取扱い規約 第11版. 金原出版, 東京, 2015. より引用改变）

[Focus 表示本章中要讲解和学习的手术技巧（后有详述）]

Step ❶ 显露主动脉前面至左胸膜（俯卧位）
(p. 28)
Focus 1 ▣

Step ❷ 显露心包面

Step ❸ 显露食管裂孔（图A）

Step ❹ No.109R、No.107淋巴结的清扫（俯卧位）
(p. 31)
Focus 2 ▣

Step ❺ 切开奇静脉弓至剥离食管背侧（俯卧位）
(p. 34)
Focus 3 ▣

Step ❻ 剥离食管与气管之间至No.106recR
(p. 36) 淋巴结的清扫（俯卧位） Focus 4 ▣

Step ❼ 抬起食管至No.106recL淋巴结的清扫
(p. 39) （俯卧位） Focus 5 ▣

Step ❽ 离断食管至中下纵隔左侧的清扫（图B）

Step ❾ 重建

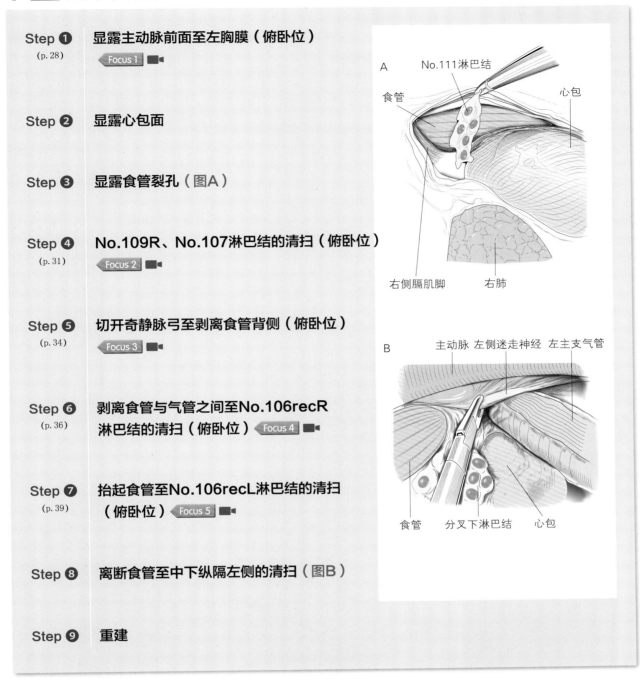

A
No.111淋巴结
食管　　　　　　心包
右侧膈肌脚　　右肺

B
主动脉　左侧迷走神经　左主支气管
食管　　分叉下淋巴结　　心包

27

三 **掌握手术技术**

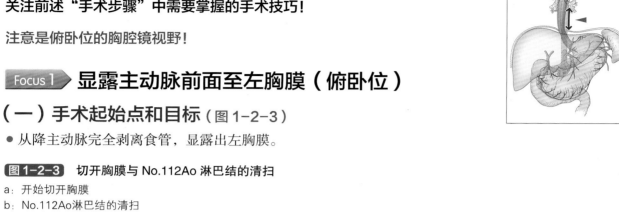

关注前述"手术步骤"中需要掌握的手术技巧！

注意是俯卧位的胸腔镜视野！

Focus 1 **显露主动脉前面至左胸膜（俯卧位）**

（一）手术起始点和目标（图1-2-3）

● 从降主动脉完全剥离食管，显露出左胸膜。

图 1-2-3 切开胸膜与 No.112Ao 淋巴结的清扫

a：开始切开胸膜
b：No.112Ao淋巴结的清扫

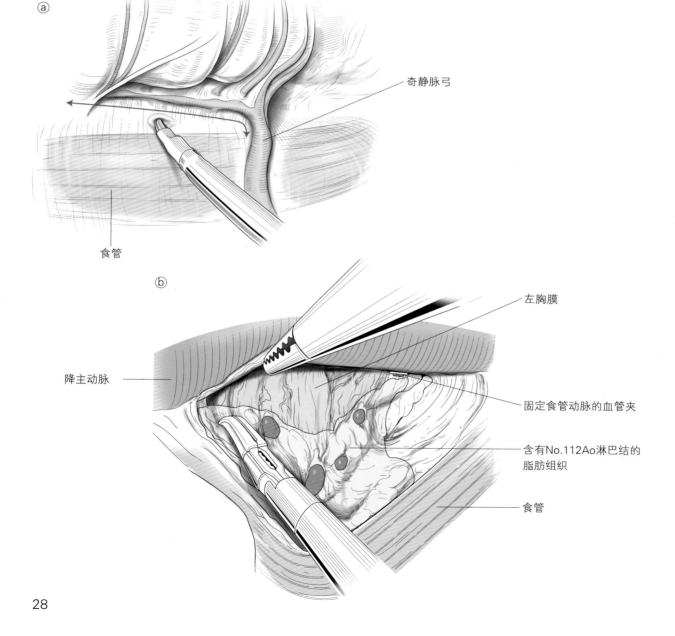

（二）需要掌握的手术技术

◉ 手术技术概要

　　显露出主动脉正面。一边露出另一侧的左胸膜，一边清扫No.112Ao淋巴结（■◀⑤）。

◉ 需要掌握的手术技术的要点

（1）在保留胸导管的情况下，稍微远离奇静脉，设想食管背侧缘，进行胸膜切开（本文仅对保留胸导管的情况进行说明）。通过切开胸膜，空气进入，则容易辨别出切离线。

（2）如果能确定出主动脉前面的位置，则以与主动脉垂直相交的方式用剥离钳子进行剥离，剩下的在主动脉侧切开。除了食管固有动脉以外，都可以用手术电刀切断。

　　左胸膜前有较厚的纤维组织，如果切开它，食管的紧张就会消除，胸膜就会显露出来。该纤维组织的前面包含有食管固有动脉，因此需要注意。另外，在右侧发现有食管固有动脉的情况下，在相同的高度从相对的左侧会有食管固有动脉分叉，因此在右侧有动脉的情况下，一般考虑左侧也有，应在剥离操作时加以注意。

■◀⑤
扫视频目录页
二维码
（视频时间 4：02）

（三）评估（Assessment）

Q 从哪里开始切断比较好？

▶ 在奇静脉弓附近，因为胸导管接近切断线，所以从稍微尾侧开始切断比较好。下肺静脉靠近头部一侧是安全的。

Q 如何展开视野？

▶ 用术者的左手及助手的钳子将食管压向腹侧（下方），扩大清扫（图1-2-3b）。接近食管裂孔，在主动脉处视野受阻时，请助手用手术钳从第7肋间背侧的戳卡处或第3肋间的戳卡处将主动脉上抬到背侧，视野就会变得良好。

Q 安全地显露主动脉的方法是什么？

▶ 在保留胸导管的情况下，在切开胸膜后将钳子插入有空气进入的稀疏层中，用双手将该层钝性地向与主动脉正交的方向进行剥离，这样比较容易识别食管。如果沿着该线直接向里推进，则主动脉一定会显露出来（图1-2-4）。如果想先确定主动脉的位置，那么如果剥离层有误的话可能会损伤胸导管。在能够确定主动脉位置之前，沿着食管进行剥离的方式比较安全。另外，很多情况下可以识别出包裹胸导管的膜，在保留该膜的同时进行剥离，就可以自然地进入良好的层。

图 1-2-4 显露主动脉的操作

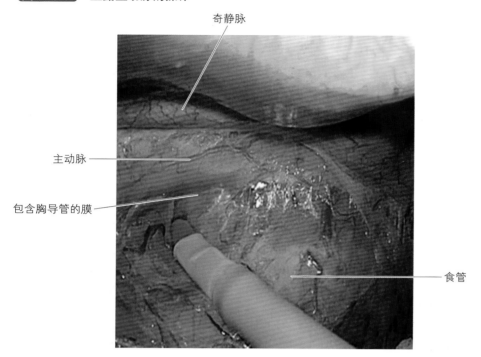

奇静脉

主动脉

包含胸导管的膜

食管

Q 尾侧及头侧剥离到什么位置？

▶ 尾侧剥离到能够确定出食管裂孔的左脚为止。切开头侧的胸膜至奇静脉弓水平，但主动脉弓周围离胸导管较近，而且弓部多有粗的食管固有动脉，因此，最好在上纵隔的食管背侧剥离操作结束后，视野扩大后再进行。

Focus 2 ▶ No.109R、No.107淋巴结的清扫（俯卧位）

（一）手术起始点和目标（图1-2-5）

● 保留No.109L淋巴结的一部分，完成气管隆突下淋巴结（No.107淋巴结）的清扫。

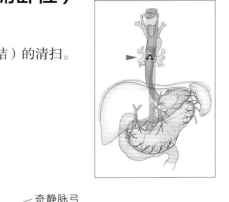

Focus Navi

图1-2-5 气管隆突下淋巴结的清扫

a：显露出右主支气管下缘
b：清扫完成后

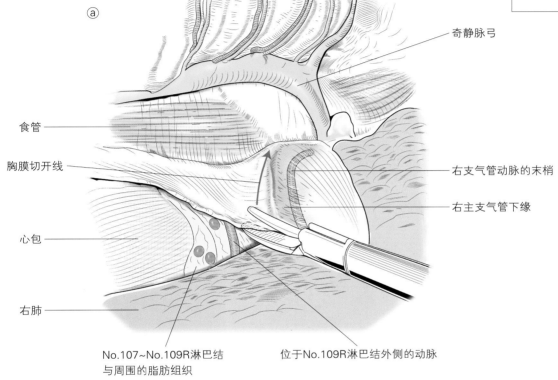

ⓐ

奇静脉弓

食管

胸膜切开线

心包

右肺

右支气管动脉的末梢

右主支气管下缘

No.107~No.109R淋巴结
与周围的脂肪组织

位于No.109R淋巴结外侧的动脉

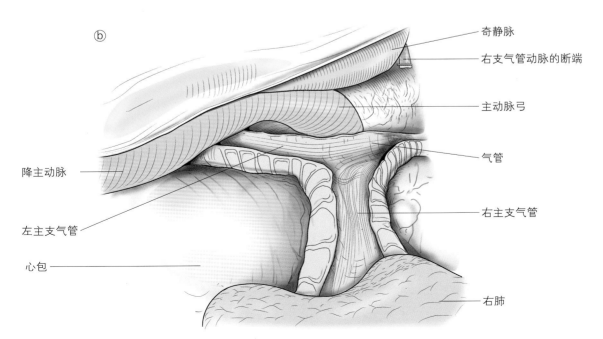

ⓑ

奇静脉

右支气管动脉的断端

主动脉弓

气管

右主支气管

降主动脉

左主支气管

心包

右肺

（二）需要掌握的手术技术

> ◉ **手术技术概要**
>
> 从右主支气管完全剥离No.109R淋巴结。如果可能的话，将No.107淋巴结也进行剥离（■◀⑥）。
>
> ◉ **需要掌握的手术技术的要点**
>
> 该处是容易出血的地方，而且出血后很难止血，在剥离气管隆突下淋巴结彻底完成之前往往不能止血。因此，防止出血很重要。出血是由于血管处理不充分、切入淋巴结或淋巴结破裂而引起的。

■◀⑥

扫视频目录页
二维码

（视频时间3：57）

（三）评估（Assessment）

Q 从哪里开始操作比较好？

▶ 沿着右主支气管下缘延长显露心包时的胸膜切口（**图1-2-5a**）。由于在奇静脉弓正前，与迷走神经或右支气管动脉的末梢交叉，所以要切开到其正前面。

▶ No.109R淋巴结的尾侧一定有迷走神经肺支与右支气管动脉的终末支伴行。首先剥离该分支的头部侧的支气管下缘与淋巴结之间部分（**图1-2-6**），同时或分别用能量器械切离该神经与血管。在剥离淋巴结与支气管之间时，最好先用手术电刀稍微靠近淋巴结，形成一条线之后再小心地插入剥离钳子。

Q 气管隆突下淋巴结与心包之间的剥离如何进行？

▶ 如果切断No.109R淋巴结右端的动脉与神经，则淋巴结的可动性就会提高，很容易与心包剥离。由于心包与淋巴结之间仅存在神经和细小的血管，因此通过手术电刀或能量器械进行剥离操作比较容易

图1-2-6 右主支气管下缘的剥离

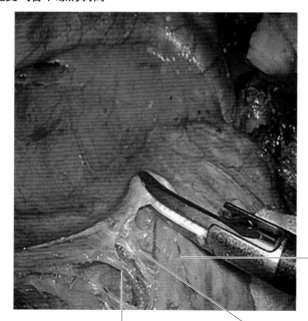

右主支气管下缘

右支气管动脉的末梢　　　迷走神经肺支的末梢

推进剥离。接着再次在右主支气管下缘与No.109R淋巴结之间进行剥离，用能量器械将残留的索状物切离（图1-2-7）。如此反复，就能到达气管分叉处。

Q 气管分叉处与 No.107 淋巴结之间该如何处理为好?

▶ 在气管分叉处的稍左侧有滋养淋巴结的粗动脉，需要进行准确的处理。首先，如前所述，尽可能地剥离与心包之间的位置。接着，切离迷走神经主干及支气管动脉，显露出气管膜样部，剥离气管食管之间，露出气管分叉处与左主支气管及其下缘（图1-2-8）。沿着气管、支气管下缘慎重地剥离，如果有钳子可进入的空间，用能量器械在气管分叉处下与淋巴结之间切开（图1-2-5b）。气管隆突下淋巴结有时会向气管前方延伸，在这种情况下会出现切断淋巴结的情况，但即便如此也没有问题。

图 1-2-7 No.109R 淋巴结的清扫

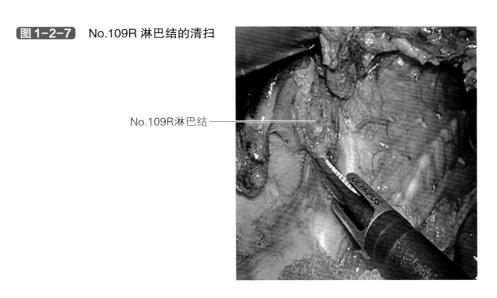

No.109R淋巴结

图 1-2-8 气管分叉处与 No.107 淋巴结的清扫

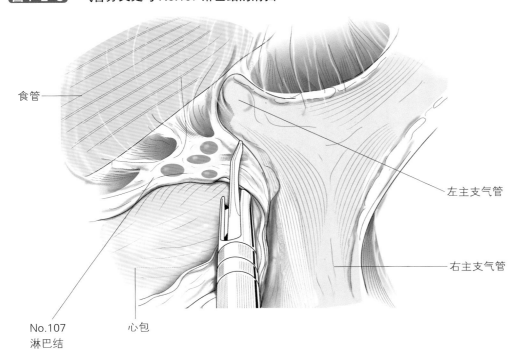

食管

左主支气管

右主支气管

No.107
淋巴结

心包

Focus 3 ▶ 切开奇静脉弓至剥离食管背侧（俯卧位）

（一）手术起始点和目标（图1-2-9）

● 按照从上纵隔到中纵隔的顺序剥离食管背侧，与下纵隔的剥离相连续。

图1-2-9 剥离食管背侧

a：在上纵隔剥离食管背侧
b：完成剥离食管背侧后

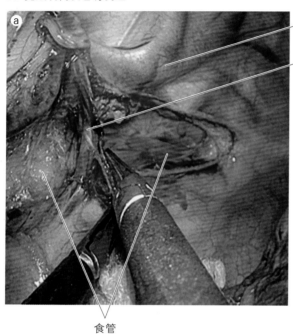

奇静脉

右支气管动脉

食管

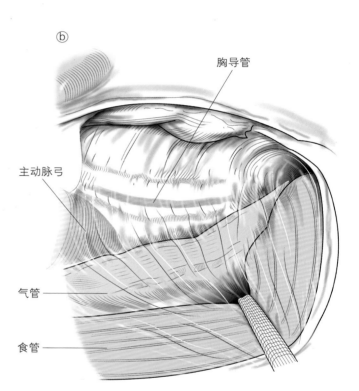

胸导管

主动脉弓

气管

食管

（二）需要掌握的手术技术

◉ 手术技术概要

首先在上纵隔剥离食管背侧，切开奇静脉弓。之后，尽可能从背侧至左侧推进剥离食管及气管（■◀ ⑦）。

◉ 需要掌握的手术技术的要点

（1）在上纵隔，沿食管背侧进行剥离。保留胸导管。

（2）在中纵隔，先夹闭右支气管动脉后切断。最初沿着食管进行剥离，如果能够确定胸导管的位置，则有意识地在保留胸导管的层进行剥离操作。

（3）在一定程度完成上中纵隔的剥离后，将食管牵拉至腹侧，进一步剥离其背侧至左侧。

■◀ ⑦

扫视频目录页
二维码

（视频时间3：48）

（三）评估（Assessment）

Q 从哪里开始剥离食管背侧比较好？

▶ 在上纵隔的处理中也应考虑食管背侧，在此基础上切开胸膜，直接向头侧延长。将胸膜切开至与锁骨下动脉交叉的部位。接着，在显露食管的层进行剥离，则容易确定出胸导管。在保留胸导管的层，尽可能地剥离至背侧。

Q 如何进行奇静脉弓周围的剥离？

▶ 用线向背侧牵拉奇静脉弓的切断端，以扩大视野（图1-2-9a）。将右支气管动脉夹闭后切开。接着，沿着食管进行剥离。想要进行清扫操作时，如不慎切除了背侧的脂肪组织，则容易损伤胸导管。就这样沿着食管推进剥离后，在奇静脉弓的高度，有像束一样进入食管的神经或膜，将其切开（图1-2-10）。如果将该神经或膜切开并深入一层，则可以确定胸导管的位置，反之，将胸导管作为标志，就可以到达主动脉弓。

图1-2-10 剥离奇静脉弓周围

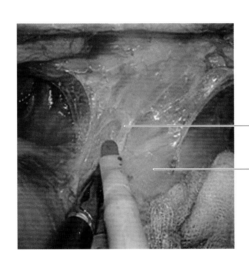

食管背面的神经或膜

食管

Q 主动脉弓下面应该显露到什么位置？

▶ 左主支气管的头侧除了No.106tbL淋巴结以外没有其他需清扫的淋巴结。由于主动脉弓下有左支气管动脉和食管固有动脉等较粗的动脉直接分支，因此需要特别注意血管弓附近的剥离操作。在一定程度上，显露出左主支气管上缘即可。

Q 一边将食管与气管向腹侧（下方）牵拉，一边用手术电刀或能量器械剥离食管的背侧，会在不知不觉中损伤左侧喉返神经吗？

▶ 如果食管或气管充分"翻转"，那么食管背侧的剥离线就会直接与No.106recL淋巴结的左侧、腹侧的线相连接。虽然基本上没有问题，但在No.106recL淋巴结的脂肪组织的左侧一定程度上被剥离的状态下，左侧喉返神经会在气管左侧壁的中央附近。因此，需要注意，避免无意中手术电刀烧灼喉返神经的情况。

Q 颈胸交界处应该剥离到什么位置为好？

▶ 这是关于No.106recL淋巴结头侧清扫的重点。要尽可能地剥离至头侧、左侧，但这需要用力牵拉食管，如果将食管进行捆扎后会更容易牵拉。由于颈胸交界处的颈部的椎前筋膜前的稀疏层与食管气管左侧背侧之间存在血管，因此要将其切断。

Focus 4 ▶ 剥离食管与气管之间至No.106recR淋巴结的清扫（俯卧位）

（一）手术起始点和目标（图1-2-11）

● 完全显露出食管、气管膜样部、右侧喉返神经。

图1-2-11 清扫 No.106recR 淋巴结
a：切开胸膜
b：完成清扫时

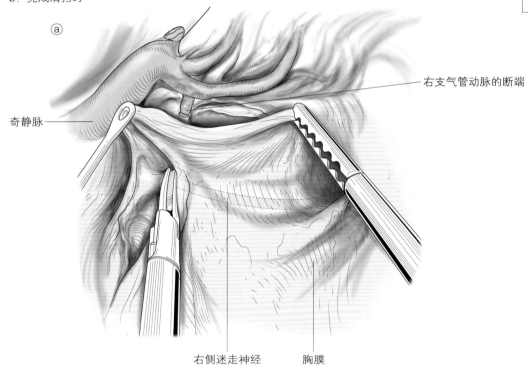

ⓐ

右支气管动脉的断端

奇静脉

右侧迷走神经　胸膜

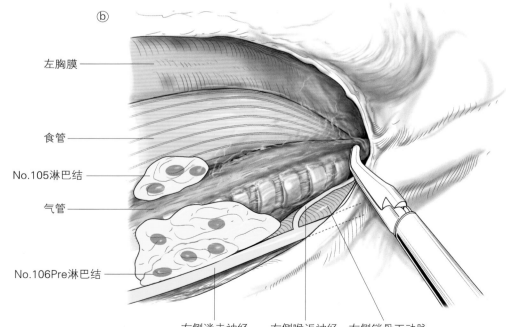

ⓑ

左胸膜

食管

No.105淋巴结

气管

No.106Pre淋巴结

右侧迷走神经　右侧喉返神经　右侧锁骨下动脉

（二）需要掌握的手术技术

◉ 手术技术概要

通过切开胸膜，显露出右侧迷走神经主干，就这样切开右侧锁骨下动脉上的胸膜，与来自背侧的切口相连接。充分剥离气管与食管之间。确定右侧喉返神经的位置，确定No.106recR淋巴结的头侧后，将其从食管上进行剥离（⑧）。

◉ 需要掌握的手术技术的要点

（1）通过充分暴露右侧迷走神经与右侧锁骨下动脉交叉的部分，比较容易确定右侧喉返神经的位置。

（2）尽可能向头侧推进剥离气管与食管之间，并且显露No.106recR淋巴结内侧的气管的右侧壁，那么之后的清扫就会变得容易。当这两个剥离操作结束时，No.106recR淋巴结仅在食管与右侧喉返神经之间连接，因此当从右侧喉返神经进行剥离时，No.106recR淋巴结自然就会留在食管右侧。

扫视频目录页
二维码

（视频时间4:10）

（三）评估（Assessment）

Q 很难确定右侧喉返神经的情况下该怎么办？

▶ 在这种情况下，右侧锁骨下动脉大多没有显露出来。首先，确定并显露右侧锁骨下动脉，从其与右侧迷走神经交叉的地方开始剥离，那么应该能够比较快地找到右侧喉返神经（图1-2-12）。

▶ 另外，交感神经的分支走行在右侧喉返神经的稍浅层。由于交感神经沿着右侧锁骨下动脉走行，因此两个神经本来应该不会被误认，但在剥离不充分的情况下就有可能产生误认。最为重要的是，在确认右侧喉返神经之前，不要切断类似喉返神经那样走行的神经。

图1-2-12 找到右侧喉返神经的要点

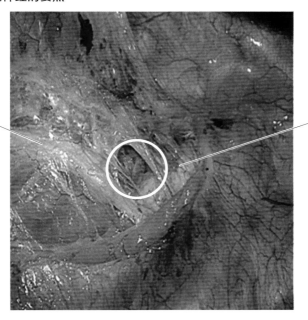

迷走神经　　　　　　　　　　　　　　　锁骨下动脉

Q 如何剥离食管与气管膜样部之间难以剥离的部位?

▶ 在比气管分叉部稍靠头部的地方，食管和气管大多具有相同的肌肉束，这样的位置很难分辨边界。一般来说，在食管侧进行剥离是安全的。

Q 不知道到哪里为止是淋巴结，边界在哪里?

▶ No.106recR淋巴结的背侧边界是椎前筋膜前面的稀疏层，预先将其从背侧进行充分的剥离。腹侧的边界是在右侧锁骨下动脉与右侧喉返神经之间朝向气管前面的膜。交感神经在其腹侧走行。由于外侧没有边界，所以在充分剥离背侧腹侧之后，用能量器械切开该外侧部分（包括来自颈部的小血管）时，No. 106recR淋巴结就会显露出来。

Q 可以在神经附近使用能量器械吗?

▶ 超声凝固切开装置的刀头温度容易上升到80～180℃，血管闭合系统的温度也容易上升到60～70℃，对于温度升高的部分，注意不要接触到神经，也不要接触到气管和大血管。在使用超声凝固切开装置时，通过空激发，刀头的温度会急剧上升。另一方面，在没有直接接触的情况下，只要距超声凝固切开装置1 mm的距离，温度就几乎不会上升，因此在神经周围使用也没有问题。在使用血管闭合系统时，要隔开3 mm以上的距离使用。

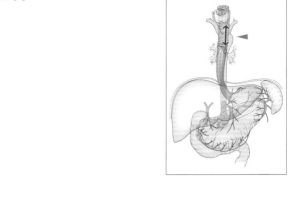

Focus 5 抬起食管至No.106recL淋巴结的清扫（俯卧位）

（一）手术起始点和目标（图1-2-13）

● 从主动脉弓至颈胸交界处显露出左侧喉返神经。

图 1-2-13 No.106recL 淋巴结的清扫

a：翻转气管，从气管左壁上剥离含有No.106recL淋巴结的脂肪组织
b：清扫结束后

ⓐ

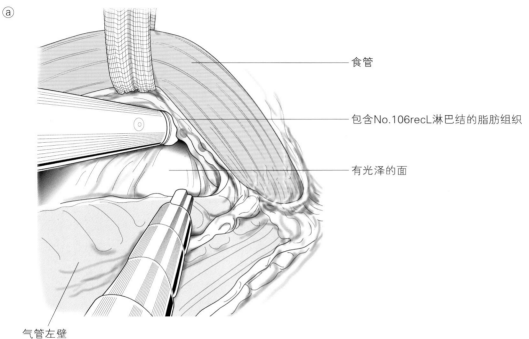

食管

包含No.106recL淋巴结的脂肪组织

有光泽的面

气管左壁

ⓑ

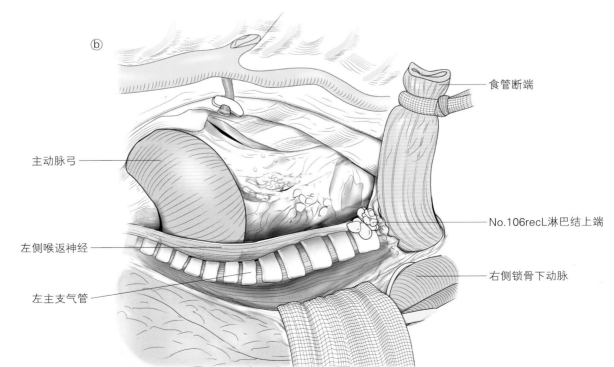

食管断端

主动脉弓

No.106recL淋巴结上端

左侧喉返神经

右侧锁骨下动脉

左主支气管

（二）需要掌握的手术技术

◉ 手术技术概要

把食管捆扎起来，向背侧（上方）抬高。请助手翻转气管与支气管，从气管左侧缘剥离含有神经的脂肪组织，露出有光泽的面。确定喉返神经后，清扫淋巴结（■◀⑨）。

◉ 需要掌握的手术技术的要点

（1）将带子穿过食管后，首先将带子向前牵拉，将食管背侧尽可能地剥离至头侧。通过捆扎食管向背侧抬高的效果很好，但是不要极端强烈地进行牵拉。

（2）翻转气管，展开的有光泽的面上存在血管，通过能量器械等将其准确地进行处理。在视野非常好的情况下，可以直接进行淋巴结清扫。但通常情况下，从食管分离含有淋巴结的脂肪，离断食管，视野会变宽，更容易清扫淋巴结。在熟练操作之前不要深入No.106tbL淋巴结。

■◀⑨

扫视频目录页
二维码

（视频时间4：26）

（三）评估（Assessment）

Q 从气管左壁剥离脂肪组织时会不会损伤左侧喉返神经？

▶气管左侧壁附近基本上是没有神经走行的部位。只要在充分紧张的基础上沿着气管左壁剥离，即使使用能量器械或手术电刀，损伤左侧喉返神经的可能性也很低（图1-2-13a）。如果实在担心的话，就用钳子把剥离后残留的索状物切开。

Q 左侧锁骨下动脉显露出来了，是因为层有误吗？

▶最好在残留与左侧喉返神经的走行非常相似的交感神经的层进行剥离。如果左侧锁骨下动脉的外膜直接显露出来了，则说明进到较深的层，需要进行修正。另外，在这种情况下，由于附近有从左侧锁骨下动脉分支的左椎骨动脉，必须要多加小心。

Q 到颈部胸部交界处就难以顺利清扫了吗?

▶ 在胸腔镜食管癌手术中,颈部胸部交界处是手术技术要求较高的位置。如前所述,在开始清扫之前,先用带子将食管向腹侧(下方)牵拉,尽可能地将食管背侧的剥离推进到颈部。另外,在食管切开后的阶段,用带子将食管向背侧(上方)牵拉,切开左侧喉返神经左侧的膜,之后的清扫也就比较容易进行(**图1-2-14**)。No.106recL淋巴结通常与来自颈部的No.101L淋巴结相连续,因此在视野不好的情况下没有必要勉强继续进行清扫。

图1-2-14 清扫颈部胸部交界处

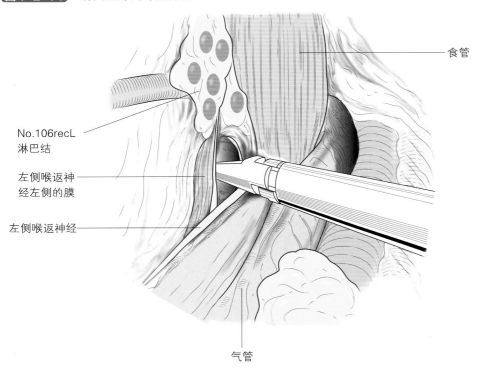

食管

No.106recL
淋巴结

左侧喉返神
经左侧的膜

左侧喉返神经

气管

Q 如果心包打开了，怎么办?

▶ 在切除食管时，如果偶发很小地切开心包，或者不得不合并切除一部分心包而导致切口开得很大，不直接修复也没有什么问题。

Q No.107 ～ No.109 淋巴结出血时该怎么办?

▶ 首先，试着对出血的位置（通常是淋巴结）用提高了电压的手术电刀进行止血，但很多情况下不能止血。在这种情况下，用左手钳子握持纱布，一边抬高包括出血部分在内的淋巴结一边确保视野，同时推进淋巴结的清扫。如前文所述，由于心包侧没有重要的脏器，所以即使视野稍差也可以进行剥离。虽然与主支气管之间的操作的绝对条件是确保视野，但如果不切开此处，处理滋养淋巴结的动脉，那么大多数情况下无法止血。

Q 食管固有动脉出血的情况下怎么办?

▶ 在使用血管闭合系统时，首先尝试使用它来止血。确认止血后再次烧灼并切开。如果情况允许的话，可以用夹子夹住，但如果此时正在切开的动脉因紧张受损，就会处于无法挽回的局面。在无法确保视野的情况下，只能通过纱布压迫来确保视野，但胸腔镜大多能够确认出血点，无法确保视野的情况很少。

▶ 预防最为重要，总之要避免在根部附近出现不小心的操作。

专栏

【选择开胸手术还是胸腔镜手术?】

食管癌手术一直以来都是通过开胸手术进行的，现在的标准治疗也是开胸手术。现在，在 JCOG1409 正在进行开胸手术 vs 胸腔镜手术的 RCT。在开胸手术中，虽然可以直接俯视看到气管分叉处周围，但不得不在可以窥视上纵隔和下纵隔的视野进行。很多部位也只有术者才能够看到。另一方面，在胸腔镜手术中，都可以放大上纵隔和下纵隔视野。最为重要的是，连第二助手也可以共享同一术野，因此教育效果也很大。

但是，NCD 数据显示，与开胸食管切除术相比，胸腔镜食管切除术的术后喉返神经麻痹发生率和再次手术率更高。关于喉返神经麻痹，以前就被指出在胸腔镜手术中发生率更高，但是近年来，从术中神经持续监测的结果来看，对神经的牵拉和压迫也是麻痹的原因之一。今后也要为追求安全可靠的手术而不懈努力。

第二章　胃

第一节　开腹幽门侧胃切除术

森田　信司　国立がん研究センター中央病院胃外科

❗ 掌握手术技术的要点

1. 本术式是外科医师通常最早作为术者进行的胃癌手术，即所谓的"Erste Magen"[1]。

2. 手术包括切除（胃切除、淋巴结清扫）和重建两个部分。

3. 胃癌标准的手术清扫范围 D2。幽门侧胃切除的淋巴结大致分为大弯侧、小弯侧两个部分实施清扫。要重点掌握清扫这两部分所需要的解剖知识和手术技巧。

4. 重建方法分为 Billroth- I 法重建、Billroth- II 法重建、Roux-en Y 法重建等 3 种类型，应该在充分理解各种方法的优缺点的基础上，选择适当的重建方式。

缩写

- ASPDA：anterior superior pancreaticoduodenal artery，胰十二指肠前上动脉
- ASPDV：anterior superior pancreaticoduodenal vein，胰十二指肠前上静脉
- GDA：gastroduodenal artery，胃十二指肠动脉
- LGA：left gastric artery，胃左动脉
- LGV：left gastric vein，胃左静脉
- LGEA：left gastro epiploic artery，胃网膜左动脉

- LGEV：left gastro epiploic vein，胃网膜左静脉
- RGA：right gastric artery，胃右动脉
- RGV：right gastric vein，胃右静脉
- RGEA：right gastro epiploic artery，胃网膜右动脉
- RGEV：right gastro epiploic vein，胃网膜右静脉
- SDA：superior duodenal artery，十二指肠上动脉
- SDV：superior duodenal vein，十二指肠上静脉

一　术前准备

（一）手术适应证与禁忌证（临床判断）

1. 适应证

● 适用于肿瘤位于胃体中部到远端的患者。确保切缘距离在早期癌中应达到 2 cm 以上，在进展期胃癌局限型中达 3 cm 以上，在浸润型中则要达到 5 cm 以上，要测量从贲门至肿瘤近端的距离，确保肿瘤切缘足够。残胃即使体积极小，在生存质量方面也较全胃切除术有诸多优势。

2. 禁忌证

● 皮革胃。

● 胃体大弯侧进展期胃癌，No.4sb 可疑转移。

---

[1] 　德语，"第一个胃"，通常指外科医师第一次做胃切除的纪念。

（二）术中体位与器械（图2-1-1）

- 水平仰卧位：笔者所在医院采用左臂伸展，右臂紧贴躯干的仰卧位。为了尽量显露视野，牵拉肝脏及左侧膈肌，在患者右侧手术床的侧板安装两处自动牵拉装置（ACTOBASRIS RETRACTOR HOLDER），在患者左侧设置牵拉装置，确保良好的视野。

（三）腹壁切口

- 切口的长度要足以满足开展相应手术的要求。通常采用经上腹正中切口。从剑突到脐的距离存在个体差异，对于早期胃癌，通常切口达到脐上即可。对于进展期胃癌或者是高度肥胖的病例，为了充分暴露术野，通常需要向下延长皮肤切口至脐下（图2-1-2）。"山形"横向的切口对于远端胃切除通常是不必要的，在开放视野方面横向切口并无优势。
- 切开皮肤。从表皮到真皮的上层用手术刀切开，真皮深层用电刀切开，要防止皮肤灼伤、减少不必要的出血。术者和第1助手向左右采用相等的张力牵拉，皮下脂肪就会在正中处自然分开，此时采用连续切开的方法即可到达腹白线（图2-1-2）。腹白线在脐的头侧数厘米处略有增宽，在此处，误伤腹直肌的风险较小。由此处开始分别向头侧、尾侧两个方向逐步切开腹白线。如切口偏离腹白线中心损伤腹直肌，则会给后续关腹带来麻烦，因此切口要严格沿腹白线中央走行。通常选择在腹壁切口的头侧1/3处进入腹腔。因为在此位置下方一般是由肝脏覆盖的区域，此处入腹不容易误伤肠管。有时，入腹后发现在腹正中线有肝圆韧带右侧附着，此时可以改在其左侧切开腹膜，避免影响术野。

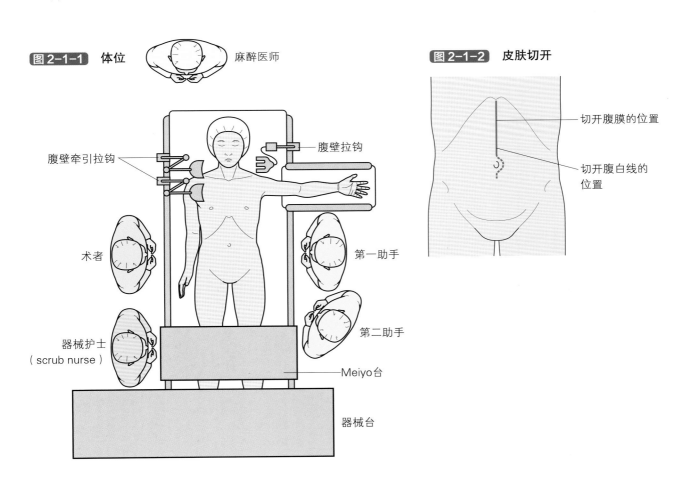

图 2-1-1　体位

麻醉医师

腹壁牵引拉钩

腹壁拉钩

术者

第一助手

器械护士（scrub nurse）

第二助手

Meiyo台

器械台

图 2-1-2　皮肤切开

切开腹膜的位置

切开腹白线的位置

- 为了预防切口感染，防止切口损伤，在切口边缘垫好纱布，用中山式（バロファ氏）切口牵拉器两侧的侧瓣轻轻牵张切口，第三瓣贴近切口下缘，充分牵引并予以固定。然后再次将两侧的侧瓣充分地向两个方向拉开，以确保视野良好（**图2-1-3**）。也可以用切口扩张圈替代纱布。

图2-1-3 切口牵拉器

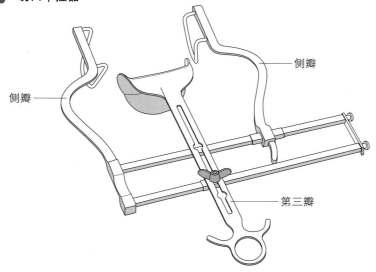

（大祐医科工業株式会社**カタログ**より作成）

（四）围术期的要点

- 罹患循环系统、呼吸系统、代谢性疾病的高龄患者逐渐增加，要引起足够的重视。相关肥胖患者也呈现增加趋势，如果手术前的等待时间很充裕，推荐进行体重控制。

1. 术前管理

- 常规血液检查。
（1）确认，进展期胃癌患者是否存在贫血。在存在急性、慢性出血时，血红蛋白降低时，要输血以将血红蛋白补充至10 mg/dL左右。
（2）正在服用抗血小板药、抗凝药物的患者，如果可以停药则按照预计实施手术的时间，逆推计算停药的时间。如果是围术期需要替换为肝素抗凝的患者，则应尽早安排入院，按照APTT／ACT（活化部分凝血活酶时间／激活凝血试验）值调节肝素的用量。
（3）轻度糖耐量异常者术后开始给予胰岛素，中度糖耐量异常者应尽早入院，限制能量摄取并用胰岛素进行血糖控制。
（4）D二聚体值高者，应行下肢静脉超声波检查，排除血栓的可能。如果确认有血栓存在，应考虑置入临时性下腔静脉滤网。

- 心脏功能检查。
对于既往有心脏病史者，以及预计开展扩大淋巴结清扫、联合脏器切除的病例，可能因循环血量的变化导致心血管意外的发生风险增加，因而应做好心电图、心脏超声、冠脉造影、心肌核素检查等检查，确认心肌运动情况及是否存在缺血。

- 呼吸功能检查。
吸烟者要彻底戒烟。胃癌术后有一定比例的患者将发生肺炎、肺不张等问题。吸烟患者由于气道分泌物明显增加，发生呼吸系统并发症的风险增高。

- 肝功能检查。

  有肝功能异常或病毒性肝炎时，需追加ICG（吲哚菁绿）试验检查。ICG 15 min超过10%时，应避免扩大淋巴结清扫范围，适度缩小清扫范围。

- 术前处置。

  除非要尝试联合切除脏器，通常不需要进行肠道准备。手术前日的晚餐可以经口进食，至术晨可以饮水。对于高龄或残胃癌患者，因为胃内容物排出迟缓，禁食时间应予以延长。贲门、幽门狭窄的病例，入院后立刻禁食并给予中心静脉营养，以期改善营养状态。幽门狭窄的病例因反复呕吐或胃管引流量过多，可能导致因胃酸丧失引起的代谢性碱中毒，应予以纠正。

2. 术后管理

- X线摄影。

  手术结束后在手术室立刻行胸部、腹部移动X线摄影，以确认引流位置、是否有残留的异物，以及是否存在气胸。其后，术后1天、3天、7天行X线检查，确认肠管蠕动的恢复情况。

- 常规血液检查。

  术后1天、3天、7天行血常规、生化检查。观察白细胞数量与比例、CRP，以观察炎症反应的转变过程。对于贫血、脱水、过量补液、肝功能异常、电解质紊乱等问题也要观察，异常时进行纠正。

- 输液。

  以50~60 mL/（kg·d）的标准，根据术中的出入液平衡、淋巴结清扫范围增减补液量。当行扩大清扫时，淋巴液丧失非常显著，最大可增加至90 mL/（kg·d），同时应给予胶体以维持循环血量。

- 预防性使用抗生素。

  一代头孢菌素在开刀前3 h、术中每隔3 h给予用药，术后如无感染症候无须使用抗生素。

- 预防血栓。

  手术前日开始输液，充分补液。术中间断使用按摩泵，保证下肢的血运。术后常规给予肝素、低分子肝素。

- 胃管。

  如果没有吻合口出血、吻合部位狭窄或缝合欠满意等危险，术后即可拔除胃管。在保留幽门的术式，胃内容物排空延迟可能发生于一定比例的病例中，需确认引流量后方可拔除胃管。

- 尿管。

  在拔除硬膜外导管后，根据患者离床活动的进展情况予以拔除。

- 饮食。

  术后第1天开始可以饮水，术后第2天开始每天进5次全流食，不断增加食物内容。对可疑出现吻合欠佳、吻合部位狭窄、胃排空延迟的病例，采用经口胃造影检查。

- 切口处置。

  至术后第3天，覆盖外科敷料，到第4天开始开放创面。

- 引流。

  如无胰漏、腹腔内脓肿等征象，应尽早拔除引流管。长期留置引流管可导致逆行性感染。

- 硬膜外麻醉。

  硬膜外麻醉导管的插入和拔除不要与肝素给药相重复。肝素停药的时间要足够。

二 手术操作步骤

（一）手术步骤的注意事项

- 开腹后，首先要进行完整的病期诊断。观察记录主病灶的位置、形状、大小、浸润深度、颜色、硬度等信息。接下来观察区域淋巴结是否有肿大，是否存在肝转移、腹膜转移。对于进展期病例，应对Douglas窝行腹腔冲洗液的快速细胞学检查，以判断是否具有根治性的可能。

- cStage I，通常尝试腹腔镜下切除，进展期癌多采用开放手术。对于浸润深度较深、肿瘤较大的患者，要彻底清扫区域淋巴结，注意不要发生断端阳性的情况。

（二）实际手术步骤

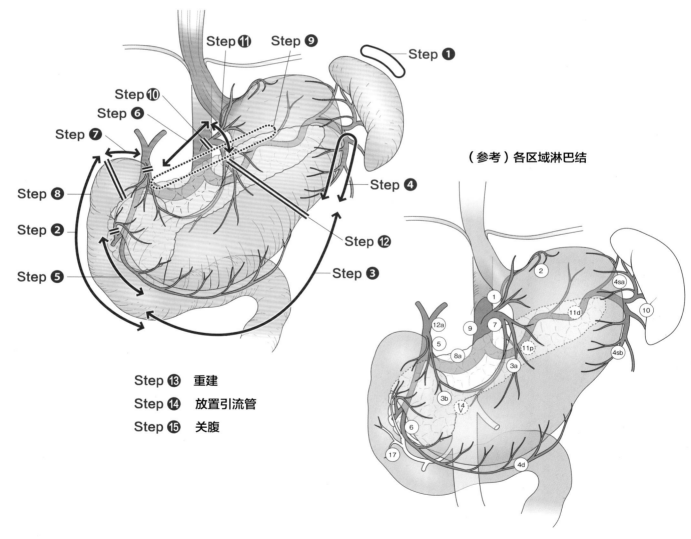

Step ⑬　重建
Step ⑭　放置引流管
Step ⑮　关腹

（参考）各区域淋巴结

（日本胃癌学会编: 胃癌取扱い規約　第15版. 金原出版, 東京, 2017. より引用改变）

[Focus 表示本章中要讲解和学习的手术技巧（后有详述）]

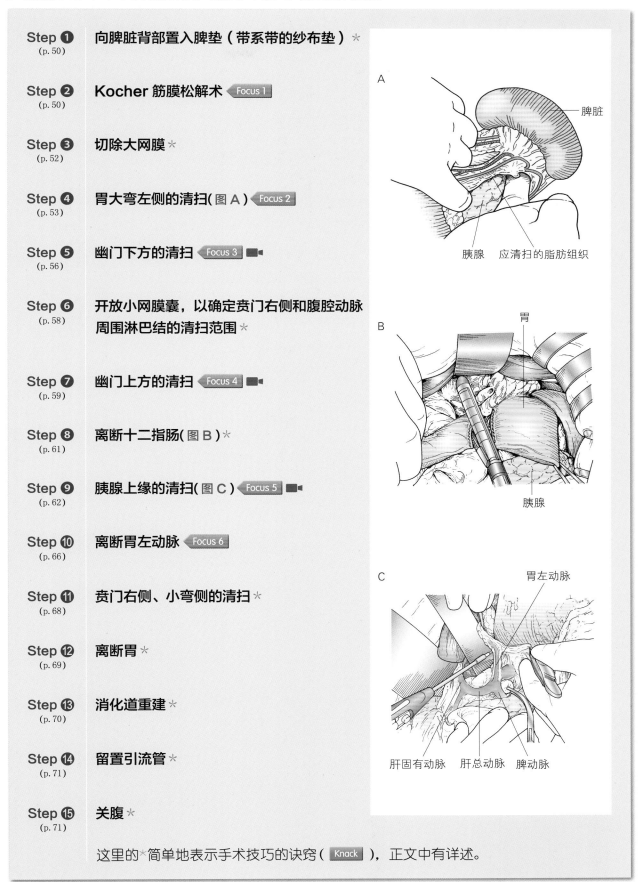

A

脾脏

胰腺 应清扫的脂肪组织

B

胃

胰腺

C

胃左动脉

肝固有动脉 肝总动脉 脾动脉

这里的＊简单地表示手术技巧的诀窍（ Knack ），正文中有详述。

掌握手术技术

关注前述"手术步骤"中需要掌握的手术技巧!

Knack 向脾脏背部置入脾垫(带系带的纱布垫)

- 用大纱布垫向上垫起脾脏后,用能量设备仔细分离脾下极的生理性粘连。
- 脾下极或脾门经常可见大网膜、系膜的生理性粘连,在术中牵引胃时,容易导致脾脏被膜的损伤。手术开始前应先在脾脏后面垫上脾垫,以预防被膜损伤。
- 左手轻柔地把持脾脏,确认脾脏的背侧与壁腹膜不存在粘连后将脾脏向腹侧托起,小心地置入带系带的纱布垫(空间局限时可以用几块纱布)(**图2-1-4**)。
- 如果把纱布置入脾脏外侧,则无法达成使脾门向腹侧托起的目的,也就无法改善脾门部的视野。

图2-1-4 在脾脏的背侧置入带系带的纱布垫(纱布)

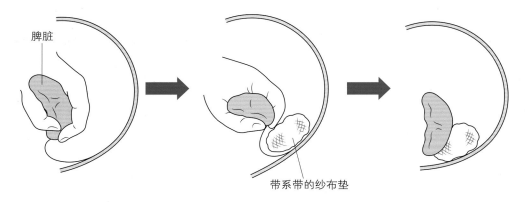

脾脏

带系带的纱布垫

(片井 均: 膵脾温存胃全摘術. 垣添忠生監, 笹子三津留編, 新癌の外科−手術手技シリーズ3 胃癌. メジカルビュー社, 東京, 2002; p93, 図1. より引用改変)

Focus 1 Kocher筋膜松解术

(一)手术起始点和目标

- 显露降主动脉,确认主动脉周围淋巴结肿大。

（二）需要掌握的手术技术

◉ 手术技术概要

为了确认可疑浆膜浸润的进展期癌患者是否存在主动脉周围淋巴结肿大，需进行Kocher筋膜松解，以观察和触诊左肾静脉下缘到肠系膜下动脉根部上缘范围的腹主动脉周围淋巴结。

如选择Billroth-Ⅰ法重建，Kocher筋膜松解有助于减缓吻合部位的张力，对预防吻合口瘘有益。

◉ 需要掌握的手术技术的要点

掌握位于后腹膜的大血管的解剖学特征对手术技巧的掌握很重要。

（三）评估（Assessment）

Q 术野是如何显露的？

▶ 第一助手用双手将十二指肠降段向上垂直卷起并保持住。

▶ 术者将外侧腹膜切开，充分游离头侧接近胆总管尾侧达到肝结肠韧带的区域，松解结肠肝曲。

▶ 用腹壁牵引拉钩将胆囊及肝床向头侧压迫，第2助手用压肠板将游离的结肠肝曲向尾侧压迫，则可呈现良好的视野（图2-1-5）。

图2-1-5 术野的形成

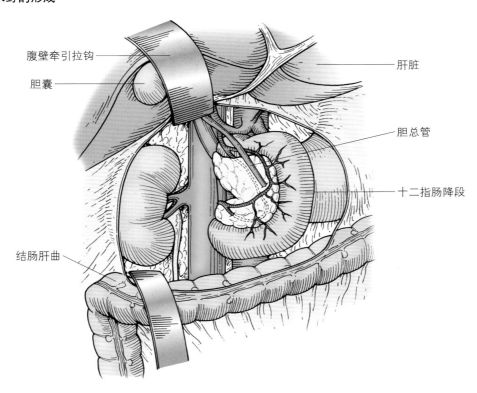

腹壁牵引拉钩

胆囊

肝脏

胆总管

十二指肠降段

结肠肝曲

Q 十二指肠的游离从何处开始实施？最好的方法是什么？

▶ 从十二指肠降段中部开始进行剥离。切勿损伤十二指肠降段的浆膜，沿着十二指肠壁推进前行则不会出血。

Q 十二指肠的游离到何处为止？解剖标志是什么？

▶ 如果是以病期诊断的目的进行游离，需要游离到腹主动脉前方，以便直视该区域。如果是为了实施完整的清扫，游离头侧应该达到左肾静脉上缘，尾侧到肠系膜下动脉的下缘，左侧达从左肾静脉向左精巢静脉／卵巢静脉的分支处（图2-1-6）。

Q 十二指肠游离的窍门是什么？

▶ 因为是将后腹膜与愈着部位剥离，所以钝性剥离比锐性分离使用的更为广泛。

Q 十二指肠游离的难点是什么？

▶ 如果没有进入正确的层次，从十二指肠侧进入的话，则可能损伤浆膜；如果从腹膜后进入，则可能损伤下腔静脉，主动脉向精巢、卵巢动脉的分支部，有时会导致大出血。如果不能清晰地把握剥离的层次，未找到明确的解剖标志时，切勿向前推进。

图 2-1-6 十二指肠松解的解剖标志

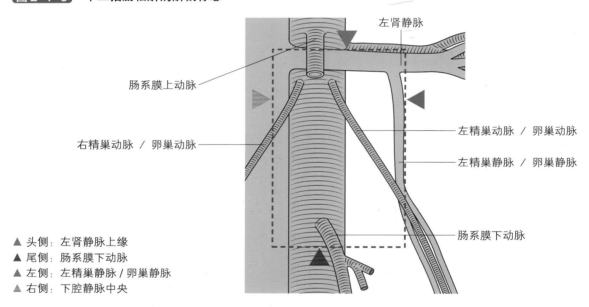

左肾静脉

肠系膜上动脉

右精巢动脉／卵巢动脉

左精巢动脉／卵巢动脉

左精巢静脉／卵巢静脉

肠系膜下动脉

▲ 头侧：左肾静脉上缘
▲ 尾侧：肠系膜下动脉
▲ 左侧：左精巢静脉／卵巢静脉
▲ 右侧：下腔静脉中央

Knack 切除大网膜

● 迄今，作为网膜囊切除的一部分，通常认为大网膜切除的意义在于系统地切除网膜囊内走行的淋巴管。但在进展期胃癌网膜切除的意义被随机对照试验否定。从肿瘤学的观点，大网膜是否有必要切除尚不明确。

● 在临床上，对T2以内的病变保留大网膜，而对T3以上的病变切除大网膜。横结肠中央向左的部分大网膜与结肠的附着比较疏松，容易进入网膜囊内，（因此）由此处扩展切除。

Focus 2 胃大弯左侧的清扫

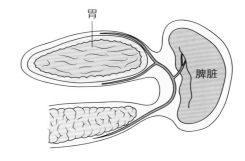

（一）手术起始点和目标

● 从根部确切暴露胃网膜左动脉（LGEA），从末端结扎离断。

（二）需要掌握的手术技术

◉ 手术技术概要

　　胃L区病变的No.4sb按照胃癌处理规约属于第3站淋巴结，而M区的淋巴结属于第1站淋巴结。进展期胃癌位于M区，特别是位于胃大弯侧的病变，有可能出现胃网膜左动静脉（LGEA／LGEV）及脾门部的转移。所以对于No.4sb转移者应该做快速病理诊断，如判定为阳性应考虑实施脾切除。

◉ 需要掌握的手术技术的要点

　　LGEA的分支部位有① 脾动脉干分支、②下行支分支、③下极支分支等，变异很多。要引起足够的重视（图2-1-7）。

图2-1-7 LGEA 分支部位的变异

SPA：脾动脉
LGEA：胃网膜左动脉

①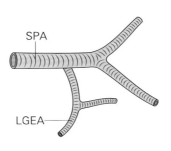

 ②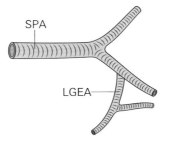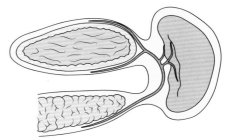

 ③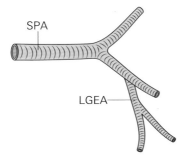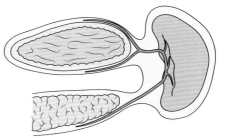

［出雲井士朗, ほか: 癌根治手術のための臨床解剖学的基盤 胃癌（その5），手術編. 外科診療1978; 20: 815–25. より引用改変］

（三）评估（Assessment）

Q 术野是如何显露的？

▶ 术者牵引胃壁和LGEA区域淋巴结，第二助手用左手把脾门部位的胰尾部向尾侧的略左方牵引（如果视野狭窄，可以用细的压肠板压迫显露）。

Q 清扫从何处开始？推荐的方法有哪些？

▶ 从远端开始清扫时，寻找No.4sb和No.4sa中间的无血管区（**图2-1-8**），切开此区域，术者用左手指间（食指和中指）夹持应清扫的脂肪组织，向前方轻轻牵引即可形成术野（**图2-1-9**）。

▶ 从中枢侧开始清扫时，按照网膜切除的要领，从结肠系膜前叶的层面移行至胰腺背膜层面，头侧连续剥离，则在胰尾部可确认脾动脉的主干，再由此向末端跟进。

图 2-1-8 No.4sb 和 No.4sa 中间的无血管区

图 2-1-9 No.4sb 的清扫

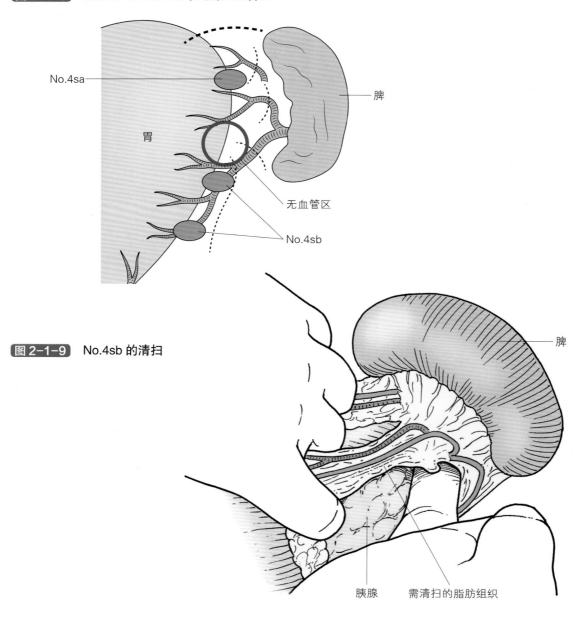

Q 清扫到哪里为止？解剖标志是什么？

▶脾动脉的主干、下行支、脾下极支这3个血管，如果在肠系膜给予适度的张力，展开术野，则各自的走行比较容易辨识，LGEA的根部很容易确认。在保留大网膜时，在分出大网膜支后结扎离断LGEA。

Q 清扫的窍门是什么？

▶因为是在腹腔内较深部位操作，应该用带系带的纱布垫将脾脏充分抬举，以将不必要的脾脏出血降到最小限度。

Q 清扫的难点是什么？

▶当动脉的分支部位无法确认，误将下极支整个结扎时，虽然不至于造成严重的并发症，但脾下极的一部分会发生缺血变色。另外，过度牵拉脾门部可能导致脾被膜损伤引起出血，因此在脾胃系膜施加张力时要轻柔。虽然常规情况下血管应进行结扎离断，但在肥胖的患者手术中往往因部位较深而结扎困难，可以使用能量设备进行双重封闭后离断，这样可以规避对分支造成不必要的牵拉引起的出血。

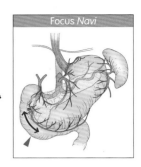

Focus *Navi*

Focus 3 ▷ 幽门下方的清扫

（一）手术起始点和目标

● 确认胃网膜右动静脉（RGEA／RGEV）的走行与分支后，在根部确切地结扎
离断（图2-1-10）。

图 2-1-10 胃网膜右动脉的结扎

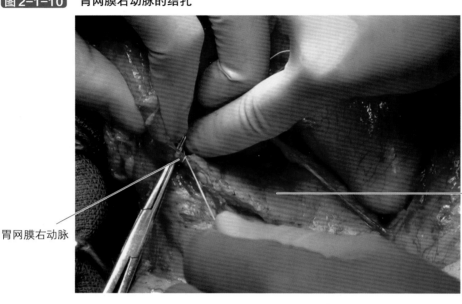

胰腺

胃网膜右动脉

（二）需要掌握的手术技术

◉ **手术技术概要**

　　静脉：直视下确认由肠系膜上静脉（SMV）分支的RGEV（图2-1-11）。在分
出胰十二指肠前上静脉（ASPDV）后的部位结扎离断。此处向头侧的淋巴结即为No.6
组清扫。No.14v只有在有明确No.6转移时才进行清扫，但其转移阳性者预后不良。动
脉：十二指肠球后与胰腺前面之间可见胃十二指肠动脉（GDA），向后追溯，在胰
十二指肠前上动脉（ASPDA）分支后形成的胃网膜右动脉处结扎离断（🎬⑩）。

◉ **需要掌握的手术技术的要点**

　　充分剥离横结肠系膜，RGEV的根部就能确切地显露。

🎬⑩

扫视频目录页
二维码

（视频时间 3：05）

（三）评估（Assessment）

Q 术野是如何显露的?

▶ 术者用左手，将胃壁和RGEV区域的清扫淋巴结垂直略向头侧牵引（*X*轴）。第二助手用左、右两手将
结肠系膜向尾侧呈扇形展开（*Y*轴、*Z*轴）。第一助手轻轻地夹持清扫组织的近侧，准备结扎和止血（图
2-1-12）。

Q 清扫从何处开始？推荐的方法有哪些？

▶ 开腹手术比腹腔镜下手术的自由度高，比较容易剥离和松解结肠，而且剥离后将结肠向尾侧牵引比较容易，在清扫前应先将结肠系膜前叶与胰头部进行充分剥离。

图 2-1-11 幽门下的静脉

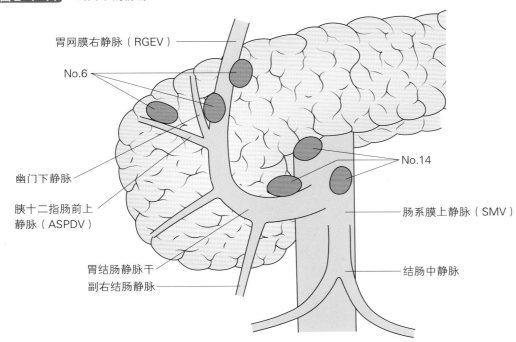

胃网膜右静脉（RGEV）

No.6

幽门下静脉

胰十二指肠前上静脉（ASPDV）

胃结肠静脉干

副右结肠静脉

No.14

肠系膜上静脉（SMV）

结肠中静脉

图 2-1-12 术野的显露

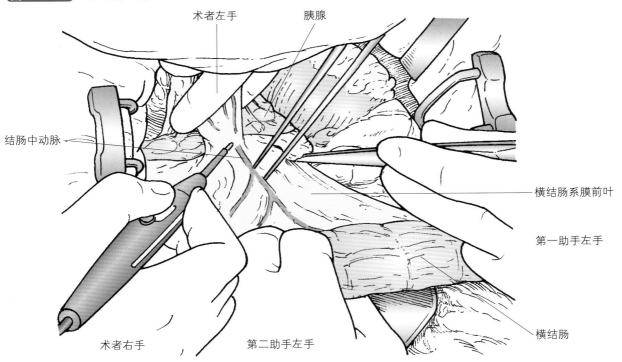

术者左手

胰腺

结肠中动脉

横结肠系膜前叶

第一助手左手

横结肠

术者右手

第二助手左手

▶ 内脏脂肪较少的病例手术中RGEV与ASPDV的走行很容易辨认，可以寻找其直接分支的部位。在肥胖病例或找不到解剖标志的病例手术中，首先在大网膜切除层，将横结肠系膜前叶剥离，从中枢端寻找结肠中静脉，确认SMV。如此，只要横向的胰动脉大网膜后支进入切除端，则切除剥离即可沿着正确的层次，而不会出现不必要的出血，从而较容易寻找到从胃结肠静脉干分支的RGEV。

Q 清扫到哪里为止？解剖标志是什么？

▶ ASPDV与RGEV的分支处即为解剖标志。

Q 清扫的窍门是什么？

▶ 术者左手将清扫组织和主要的血管垂直牵拉向头侧，保持一定的紧张度，则手术操作就比较容易（图2-1-12）。

Q 清扫的难点是什么？

▶ 有几支较细的分支由胰腺实质流入RGEV，用钳子钳夹RGEV时会意外出血。十二指肠球部后面动静脉仔细地结扎离断后，十二指肠的"脖子"伸长，其后十二指肠的切断、吻合、包埋等操作将很容易进行。有时，胰腺钩突的一部分凸出表面，有时还会包裹RGEV，清扫时误判切除后会导致胰漏，因此一定要仔细辨清淋巴结和胰腺实质。

Knack 开放小网膜囊，以确定贲门右侧和腹腔动脉周围淋巴结的清扫范围

● 开放小网膜，用自动牵引装置压排尾状叶和肝左叶，沿着右侧膈肌脚确定No.9淋巴结的清扫线。早期胃癌，从肝附着部尾侧开始切开小网膜，保留小网膜内横向分布的肝支。如果有副肝左动脉，原则上需要结扎离断。

Focus 4 ▶ 幽门上方的清扫

（一）手术起始点和目标

● 在胃右动脉（RGA）根部结扎离断，清扫No.5淋巴结。

（二）需要掌握的手术技术

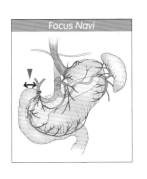

Focus Navi

◉ **手术技术概要**

　胃右动静脉（RGA／RGV）根部结扎离断，切断十二指肠后，处理数支十二指肠上动静脉（SDA／SDV）（■◀⑪）。

◉ **需要掌握的手术技术的要点**

（1）以肝固有动脉（PHA）的右侧作为右侧边缘，对肝十二指肠韧带追加C形切开（**图2-1-13**）。

（2）RGA具有丰富的变异（**图2-1-14**）。充分确认肝固有动脉（PHA）、肝总动脉（CHA）、胃十二指肠动脉（GDA）及其汇合点，在RGA根部结扎离断。

■◀⑪

扫视频目录页
二维码

〔视频时间 3：03〕

图2-1-13 肝十二指肠韧带 C 形切开

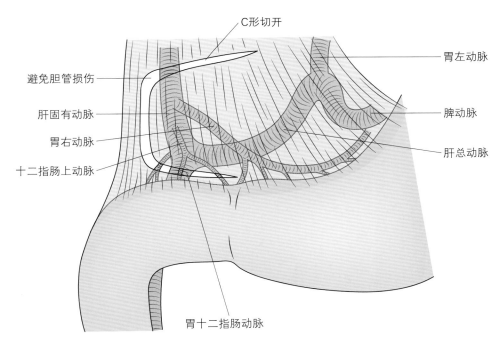

C形切开

胃左动脉

避免胆管损伤

脾动脉

肝固有动脉

胃右动脉

肝总动脉

十二指肠上动脉

胃十二指肠动脉

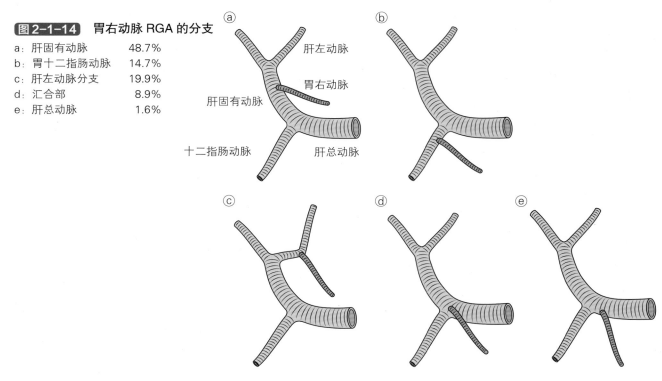

图 2-1-14　胃右动脉 RGA 的分支

a：肝固有动脉　　　 48.7%
b：胃十二指肠动脉　 14.7%
c：肝左动脉分支　　 19.9%
d：汇合部　　　　　 8.9%
e：肝总动脉　　　　　1.6%

肝左动脉

胃右动脉

肝固有动脉

十二指肠动脉

肝总动脉

（Adachi B，et al: Das Arteriensystem der Japaner Band Ⅱ．
Maruzen, Kyoto, 1928. より引用改变）

（三）评估（Assessment）

Q 术野是如何显露的？

▶ 第二助手分别向左右牵引，将肝十二指肠韧带直线化，并使胃与十二指肠呈垂直相交状态，即可展开术野。

Q 清扫从何处开始？推荐的方法有哪些？

▶ 从RGA与十二指肠上动脉（SDA）末端间的小网膜切开。在幽门轮正上方，面向肛侧，小心地结扎离断SDA／SDV的末梢。 Focus 3 ▶向十二指肠球部后入路，切断SDA／SDV的几支末端血管，即可较为容易地在直视下确认胃十二指肠动脉（GDA）。

Q 清扫到哪里为止？解剖标志是什么？

▶ 在胃十二指肠动脉（GDA）的右侧缘，朝向肝门部继续剥离，可与前述清扫线上缘相连。从此处再向患者左侧剥离。在十二指肠上动静脉（SDA／SDV）根部再度结扎离断，即形成二次切除的形式。最后形成了RGA根部残留的形态（图2-1-15）。

Q 清扫的窍门是什么？

▶ 处理几支十二指肠上动静脉（SDA／SDV）后，第二助手把持胃部略向腹侧、尾侧上抬起，则RGA的走行更容易确认并可寻见其起始部。

Q 清扫的难点是什么？

▶ RGA发出点存在变异，需要明确起始部后再结扎离断（图2-1-14）。在存在肝左动脉分支的情况下（图2-1-14c），误将肝左动脉结扎离断可能导致术后严重的肝左叶缺血。

图 2-1-15　清扫范围

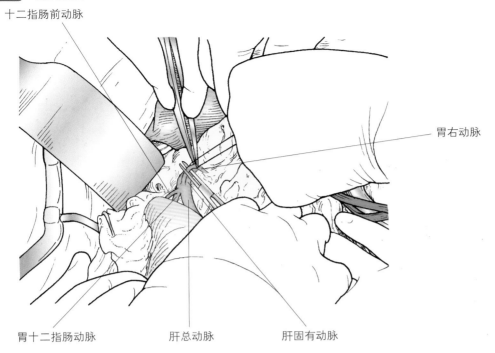

十二指肠前动脉

胃右动脉

胃十二指肠动脉　　　肝总动脉　　　肝固有动脉

Knack 离断十二指肠

- 应用Billroth-Ⅰ法重建时，在紧贴幽门轮的肛侧离断十二指肠，以保证吻合时有缝合所需的长度。应用Roux-en Y法重建时，使用3排钉自动缝合器，然后再行浆肌层间断缝合加固（**图2-1-16**）。十二指肠上动静脉（SDA／SDV），十二指肠球后动静脉结扎离断后，十二指肠的"脖子"就可以伸起。

图 2-1-16　十二指肠离断（用自动切割缝合器）

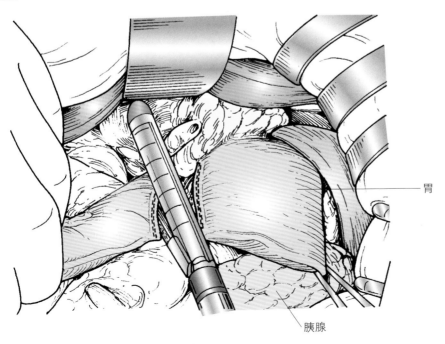

胃

胰腺

Focus 5 ▶ 胰腺上缘的清扫

（一）手术起始点和目标

● 如行D1+No.8a+No.9，D2淋巴结清扫，追加门静脉与脾静脉（SPV）的显露，清扫No.12a+No.11p，在胃左动脉（LGA）根部双重结扎（图2-1-17）。

图 2-1-17　结扎胃左动脉

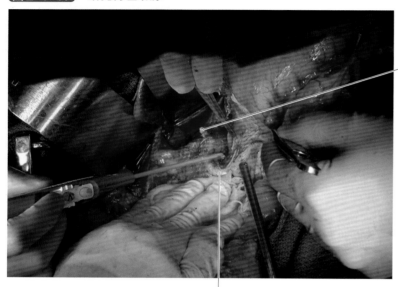

胃左动脉断端

脾动脉

（二）需要掌握的手术技术

◉ **手术技术概要**

沿着肝固有动脉（PHA）、肝总动脉（CHA）、脾动脉（SPA）、清扫No.12a、No.8a、No.11p（■◀ 12）。

◉ **需要掌握的手术技术的要点**

（1）LGA、CHA、SPA形成"人"字的形状（图2-1-18）。

（2）推荐以LGA为轴，将左、右清扫组织向根部集中剥离。

（3）对于胃左静脉（LGV），应通过术前影像资料对其回流情况进行确认（图2-1-19）。

■◀ 12

扫视频目录页二维码

（视频时间3：04）

（三）评估（Assessment）

Q 术野是如何显露的？

▶ 两个牵引自动拉钩，其一牵拉尾状叶，另一个将向上翻转的胃的背侧向肝左叶下方压迫，向头侧牵引，LGA向垂直方向牵拉，形成"人"字的视野（图2-1-20）。第二助手用折叠的纱布将胰腺体部轻轻地向尾侧、背侧牵拉，使胰腺上缘走行的肝总动脉（CHA）与脾动脉（SPA）更容易显露。

图 2-1-18　胃左动脉、肝总动脉、脾动脉

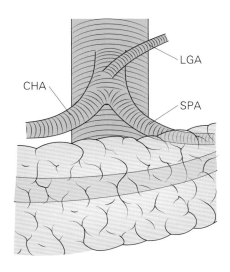

图 2-1-19　胃左静脉回流类型

① 门静脉　　　　70%
①'SP接合部　　　10%
② 或 ③ 脾静脉　　20%

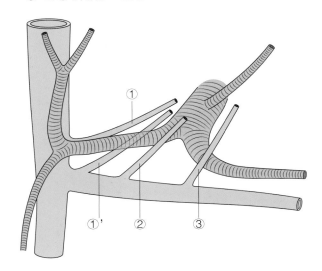

（笹子三津留: 手術に必要な局所解剖学. 垣添忠生監, 笹子三津留編, 新癌の外科
−手術手技シリーズ3 胃癌. メジカルビュー一社, 東京, 2002; p10, 図16. より引用
改変）

图 2-1-20　术野显露

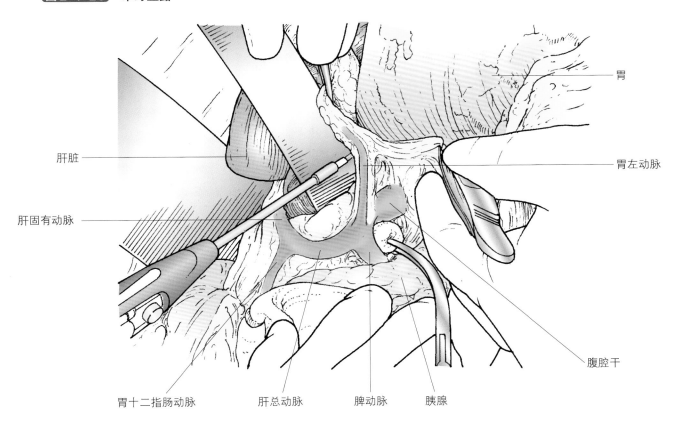

Q 清扫从何处开始？推荐方法有哪些？

▶ 右侧 Focus 4 ，显露的胃十二指肠动脉（GDA）、肝固有动脉（PHA）、肝总动脉（CHA）的汇合点，向LGA根部推进游离（图2-1-21、图2-1-22）。左侧，脾动脉（SPA）从中枢向末梢，有时出现蛇形迂曲的情况，清扫的左侧边缘首先需要确认动脉，将其向背侧牵引则可确认背侧走行的脾静脉（SPV）（图2-1-23）。

Q 清扫到何处为止？解剖标志是什么？

▶ D1+的病例，在No.8a右侧到LGA的根部；在D2清扫的右侧为门静脉左缘、左侧为脾动脉（SPA）的中点，头侧 Knack （p.58）膈肌右脚淋巴结清扫的线，即为清扫的标志线。

Q 清扫的窍门是什么？

▶ 处理完几支十二指肠上动静脉（SDA／SDV）后，第二助手把持胃向腹则尾侧牵引，则容易找到明确的RGA的根部。

Q 清扫的难点是什么？

▶ 清扫胰腺实质上缘的淋巴结时，在肝总动脉（CHA）与胰腺上缘间隙较宽的病例手术中，容易进入肝总动脉（CHA）的背侧，甚至损伤门静脉或脾静脉，导致大出血。

▶ 在肝门部无法确认门脉左侧时，如果用钳子或能量设备盲目地操作，可能导致门静脉或胃左静脉（LGV）回流部位的损伤，引发大出血。用血管带向尾侧牵引肝总动脉（CHA），则可确认肝固有动脉由肝总动脉（CHA）移行的部分，从而确认门静脉（图2-1-21、图2-1-22）。

▶ No.11p 清扫的左侧缘不是胃后动脉的根部，而是脾动脉（SPA）的中点。有时在SPA的近心端，较早就出现PGA或脾上极支的分支。在脂肪围绕难以辨认这些动脉的病例中，特别注意有时会容易出现同名动脉（脾上极动脉）的损伤。

图2-1-21 No.12a 淋巴结的清扫

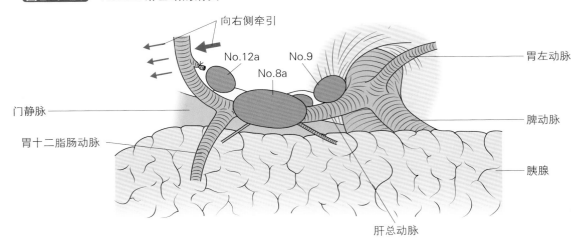

向右侧牵引

No.12a

No.9

No.8a

胃左动脉

脾动脉

门静脉

胰腺

胃十二脂肠动脉

肝总动脉

图2-1-22 No.8a 淋巴结的清扫

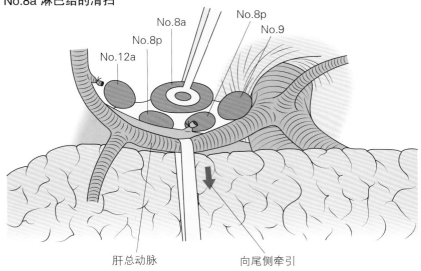

No.8a

No.8p

No.9

No.12a

No.8p

肝总动脉

向尾侧牵引

图2-1-23 No.11p 淋巴结的清扫

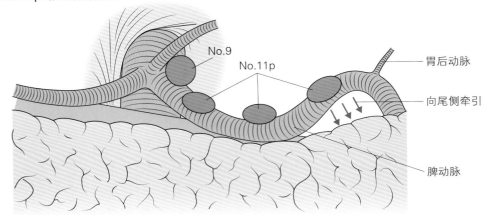

No.9

No.11p

胃后动脉

向尾侧牵引

脾动脉

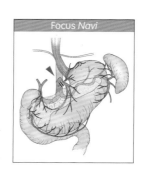

Focus 6 ▶ 离断胃左动脉

（一）手术起始点和目标

- 胃的供血动脉当中，对最重要的胃左动脉（LGA）要进行双重结扎离断。要牢记腹腔干分支形态与出现率，术前在影像学上反复确认分支类型（**图2-1-24**）。

- 迷走神经干分支的腹腔支也有很多亚型。将近80%在根部与胃左动脉（LGA）相缠绕走行（三轮分类）（**图2-1-25**）。在早期胃癌中要保留，而在进展期胃癌中应该切除。

图2-1-24 腹腔干分支类型

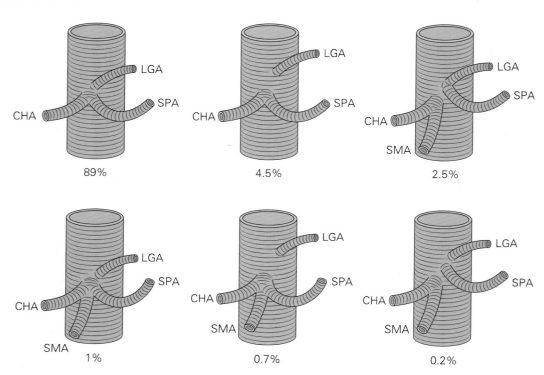

（ Favelier S, et al: Anatomy of liver arteries for interventional radiology. Diagn Interv Imaging. 2015; 96: 537-546. **より**引用改变 ）

图 2-1-25 迷走神经腹腔支的类型

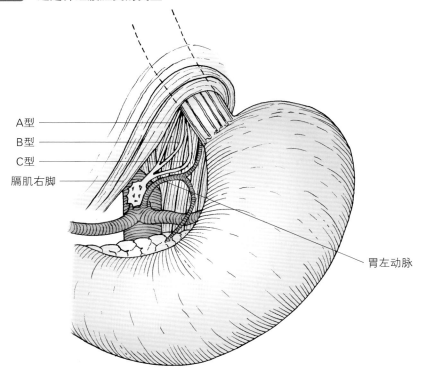

A型
B型
C型
膈肌右脚

胃左动脉

A型：在膈肌右脚前下行
B型：在A型和C型之间走行
C型：与胃左动脉伴行

（三輪晃一，**ほか**：胃癌手術の神経温存. 外科治療 1993；69：488 図6. **より**引用改变）

（二）需要掌握的手术技术

● **手术技术概要**

　　将胃左动脉（LGA）根部暴露，确切地进行双重结扎离断。

● **需要掌握的手术技术的要点**

（1）胰腺上缘清扫后做此项操作。

（2）如无法完整地清扫胰腺上缘淋巴结，则反过来对腹腔干（CA）分支的脉管解剖辨认造成困扰。以肝总动脉（CHA）和脾动脉（SPA）的辨认作为标志，沿着血管从末梢向中枢端推进，达到胃左动脉的根部。

（三）评估（Assessment）

Q 如何形成术野？

▶ 术者用左手将胃左动脉（LGA）略向末梢部位的血管向垂直方向牵引，第二助手将胰腺向尾侧背侧牵引，形成"人"字形的血管走行，清晰地辨认。如果胃D2，则胰腺上缘淋巴结清扫结束后，将动脉周围的所有组织游离，形成术野将比较容易。

Q 胃左动脉周围的剥离从何处开始？到何处为止？

▶ 在胃左动脉右侧，从No12a~No.8a~No.9组连续清扫，沿着肝固有动脉（PHA）至肝总动脉（CHA）向中枢端逐步剥离，则可较容易地显露胃左动脉（LGA）的右侧壁。接着，在胃左动脉（LGA）的左侧，从No.11p清扫的远侧［脾动脉（SPA）的1/2处］向中枢侧剥离，即可显露胃左动脉（LGA）的左侧壁。

Q 如何处理胃左动脉？

▶ 胃左动脉是滋养胃的主要血管，血管最粗，压力也最大，需要用2-0以上的粗的结扎线进行双重结扎。胃左动脉（LGA）的出血是致命性的，要引起足够的重视。

Q 胃左动脉处理的难点是什么？

▶ 如果对动脉周围的神经丛过度剥离，则有时会导致动脉壁的损伤而引起出血。另外，如果在根部向腹膜后过深剥离，有时会导致两侧的膈下动脉损伤出血。胃左动脉（LGA）动脉压力高，如果止血耗时过多，将导致较大的出血量。一定要小心谨慎地剥离。

Knack 贲门右侧、小弯侧的清扫

● 确认肿瘤的部位，在小弯侧的预定切除线开始由口侧向贲门部清扫胃上部小弯侧淋巴结（No.1 / No.3）。接续 Focus 6，将胃翻转状态下，将后壁的淋巴结从胃壁游离（**图2-1-26**），再将胃恢复到原来的位置，从前壁清扫，双侧夹击（**图2-1-27**）。

● 重要的是，在血管的根部仔细地进行结扎切断，不要留下附着在胃壁上的淋巴结。用能量装置进行清扫很容易，但要注意如果过深，可能会损伤浆膜肌层。

图2-1-26 将胃翻转从后壁清扫

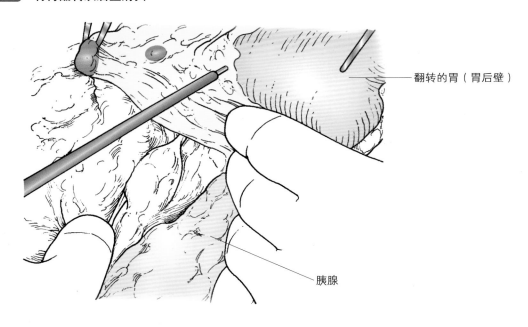

翻转的胃（胃后壁）

胰腺

图 2-1-27 将胃复位从前壁清扫

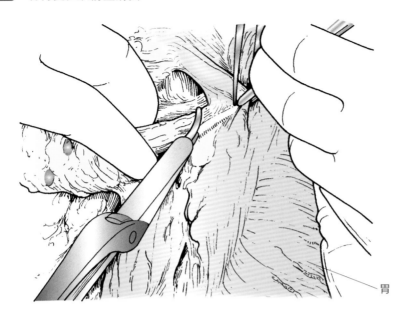

胃

Knack 离断胃

● 三排钉的自动切割缝合器强度更高。根据病变的位置和胃的厚度选择钉舱的长度和成钉高度（图 2-1-28）。为了加固切断线并防止粘连，进行浆肌层缝合包埋。

图 2-1-28 胃的离断

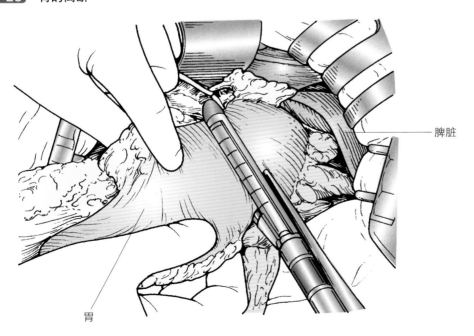

脾脏

胃

消化道重建

● 残胃具有足够的容量，且与十二指肠可以轻易吻合时，采用Billroth-Ⅰ法重建（图2-1-29）。如果残胃与十二指肠的距离过远，即使进行十二指肠松解，吻合部位仍然有张力的话，容易出现吻合口漏或十二指肠液反流导致的残胃炎，此时推荐 Roux-en Y法重建。Roux-en Y法重建通常采用结肠后路径重建（图2-1-30），如果残胃体积极小，胃空肠吻合处无法固定于肠系膜尾侧，则可能出现上提的空肠受到肠系膜的限制，此时则选择结肠前路径重建（图2-1-31）。

图2-1-29 Billroth-Ⅰ法重建　　　　　**图2-1-30** Roux-en Y 法重建（结肠后路径）

图2-1-31 Roux-en Y 法重建（结肠前路径）

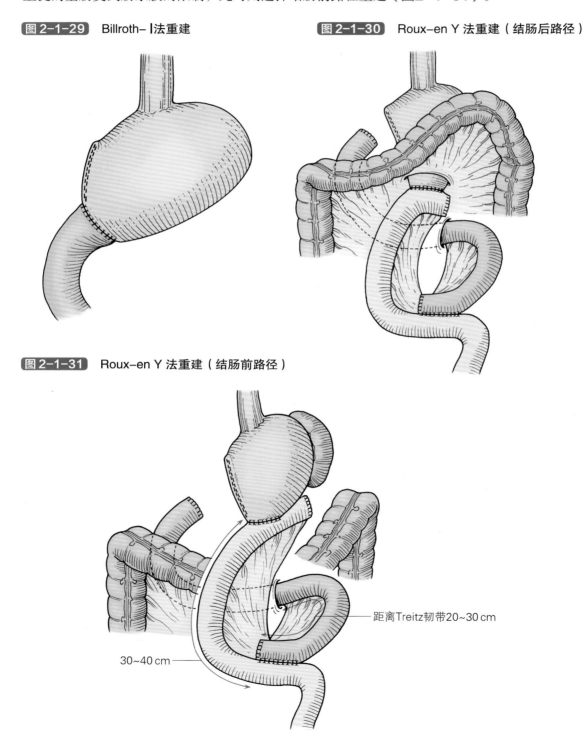

距离Treitz韧带20~30 cm

30~40 cm

Knack 留置引流管

● 为了便于发现出血、吻合口漏或胰漏等问题，同时为了出现手术并发症时便于处理，通常在吻合口附近、清扫部位留置引流管。要牢记当出现吻合口漏及胰漏时，引流管具有重要的治疗作用，因此要选择恰当的、不会移位的部位放置引流管。引流管在硬度、孔径、形状以及是否有副孔、管壁内是否有细孔等方面有丰富的种类，要掌握各种引流管的优缺点。

Knack 关腹

● 如果能够经腹白线开腹，则无须在腹直肌上直接缝针，因此关腹也比较容易实施。用单纤维合成可吸收线从创缘下方及上方两个方向向中央连续缝合关闭切口。如果有过开腹手术史，腹壁较脆弱时，术后有出现腹壁撑开的危险性，则应采用间断缝合关腹。如果能确切地拉紧腹白线，腹膜即可自行靠近，起到防止缺血和粘连的效果，因此不必要过度交叉（**图2-1-32**）。皮肤用单纤维可吸收线缝合。

图2-1-32 关腹

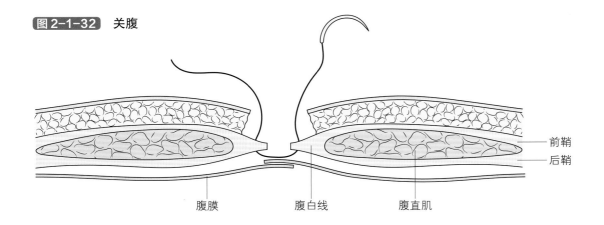

前鞘
后鞘

腹膜　　腹白线　　腹直肌

四 问题解答（Trouble shooting）

Q 术中出血的好发部位是哪里?

▶ 脾脏（脾门、被膜），胃网膜左静脉（RGEV）根部（胰腺支），No.8a与胰腺实质之间，胃左静脉（LGV），No.11p与胰腺实质之间。

Q 术中出血的原因是什么?

▶ 术者过度牵引，粘连剥离不充分，牵断了主要血管的分支。

▶ 未能充分游离流入胰腺实质的胰支。

▶ 切断了较粗的交通支。

▶ 误认回流部位并离断。

▶ 损伤了较早分出的脾动脉上极支（脾上极动脉），胃后支的切断，损伤蛇行的脾动脉。

Q 如何预防术中出血?

▶ 要对血管走行的亚型有充分的理解。在术前通过影像诊断对血管走行再次确认，如果有视频导航系统要灵活运用。如果无法找到解剖学标志，则应终止手术。直到确切找到弄清后再继续手术。即使是较细的血管，有时也会出现止血困难的情况，对容易出问题的重要血管要足够重视。

Q 出血时如何应对?

▶ 首先，解除组织张力，压迫止血。有时仅依靠压迫，即可获得止血效果。在压迫期间做好止血的准备，缓慢解除压迫，确认出血点。如果能准确地夹住出血点，可用电凝止血或结扎止血。

▶ 出血点不明确，或者组织脆，无法用镊子夹住出血部位，根据血管的管径大小，选择不可吸收单纤维线，Z字形缝合出血点，稍微加力结扎。如果在正确的位置下针，则可满意止血，其后再确切地结扎加固。

▶ 仍无法有效止血时，将此线作为支持线，助手吸引出血位置，再次详细观察出血部位，采用同样的手法再次止血。不要慌张，确切沉稳地止血。

【 消化科外科医师的名分 】

　　笔者在医学院毕业时，还没有临床研修医制度。自进入外科医局之日起，就带上了"外科医师"的称号，而实际上只不过是蹒跚学步的程度。在手术老师的指导下，一边留着冷汗，一边每天与腹股沟疝手术、阑尾炎手术、痔疮手术等基础手术打交道，却无法说出"我是外科专业医师"这样的话。只有在开始主刀了胃癌根治的标准手术，才好意思在人前称自己是"在做消化外科医师工作"。胃癌手术是立体的，血管走行也较复杂，绝不是千篇一律的手术，是一种汇集了腹部外科手术精华于一体的术式。从此以后，有志成为胃外科医师的年轻医师，希望你们一定学会这些手术技术。

第二节　开腹全胃切除术

川岛　吉之，江原　一尚　埼玉県立がんセンター消化器外科

!　掌握手术技术的要点

1. 为了安全地实施胰腺上缘和脾门部淋巴结的清扫，应充分理解脾动静脉的走行。
2. 为了达到充分的淋巴结清扫且不发生胰瘘，要确认神经丛外侧层面、脂肪和胰腺实质界线，防止发生胰腺实质的损伤。
3. 为了避免食管空肠吻合口瘘，要理解食管裂孔附近的解剖，食管周围淋巴结清扫时考虑到食管损伤。
4. 在进阶篇，将介绍不损伤胰腺、脾，向外翻转清扫 10 组、11d 组淋巴结的技巧，以及对食管裂孔扩大后在下纵隔进行淋巴结清扫的手术技巧。

缩　写

- PGA：posterior gastric artery，胃后动脉
- PPG：pylorus preserving gastrectomy，保留幽门的胃切除术
- SPA：splenic artery，脾动脉

一　术前准备

（一）手术适应证与禁忌症（临床判断）

1. 适应证

● 进展期癌。

　· 距离食管胃结合部5 cm以内的病变（大体分型3型或4型胃癌）。

　· 食管浸润3 cm以内的贲门部胃癌，或食管胃结合部进展期癌，No.4d或No.5组淋巴结需要清扫的病例。

● 早期癌。

　· 从胃上部到胃体部，范围较广的病变。多发病变不适合内镜治疗的病例。曾有过开腹手术史，难以开展腹腔镜手术的病例。

2. 禁忌证

● 适合行腹腔镜手术者。

● Siewert Ⅱ型* 食管胃结合部癌，可行近端胃切除的病变。

（*：肿瘤中心位于食管胃结合部食管侧1 cm、胃侧2 cm以内的腺癌）

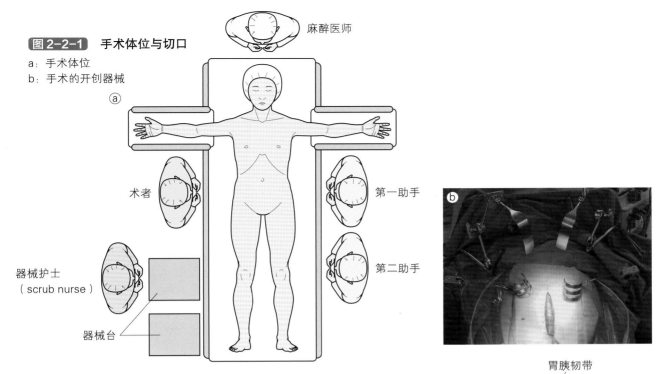

图 2-2-1 手术体位与切口
a：手术体位
b：手术的开创器械

麻醉医师

术者

器械护士
（scrub nurse）

器械台

第一助手

第二助手

图 2-2-2 腹壁切口与术野
a：腹壁切口
b：术野

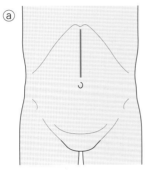

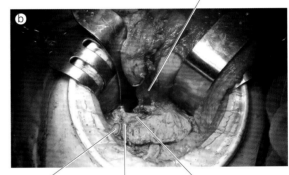

胃胰韧带

十二指肠断端　胃十二指肠动脉　肝总动脉

（二）术中体位与器械（图2-2-1）

● 仰卧位，双臂张开（图2-2-1a）。

● 创口可以用Alexis Window Retractor（Applied Medical公司）、Takasago Kento切口牵引器（高砂医科工业），用万能拉钩（Efu精器）压排肝脏等脏器（图2-2-1b）。

（三）腹壁切口（图2-2-2）

● 上腹部正中切口入腹。切口至脐部以上为佳，因为此种切口小肠脱出较少，且可以避免术后的脐周粘连。

（四）围术期的要点

1. 术前管理

● 正确的术前分期，把握重要血管的走行。

·应用CT、US判断浸润深度，周围脏器（肝脏、胰腺、横结肠）浸润的有无，区域淋巴结、主动脉旁肿大淋巴结的有无。

·进行3D-CT血管重建，是否存在血管变异，观察胃左静脉的走行，鉴别胃后动脉与脾上极支，确认是否存在腹膜播种。

75

2. 术后管理

● 避免漏诊严重的并发症，术后早期开始经口进食。

　· 经鼻胃管是为了观察术后吻合口部位是否出血，第2天早晨即可拔除。

　· 术后第1天、第3天测量腹腔引流液淀粉酶。如果淀粉酶测量值低于3000 IU/L，引流液不浑浊，则术后第4天可拔除。

　· 饮水可在术后第1天开始，术后第3天开始进食。

二　手术操作步骤

（一）手术步骤的注意事项

● 标准的手术步骤如下所示。

● 基于胃癌治疗指南以及如下的研究结论来确定术式。

　· 无须行网膜囊切除（JCOG 1001）。

　· 当疾病浸润深度超过浆膜下层，需切除大网膜。

　· 当病变位于胃体上部大弯侧时，需行脾切除（JCOG 0110）。

　· 当其他脏器受到侵犯并且切除可行时，应行合并切除。

　· P1b以上的腹膜种植转移，不应行减瘤手术（JCOG 0705）。

　· 病期如果在CY1P1a以内，应实施手术切除，术后给予辅助化疗。

　· 单发肝转移、No.16a2，No.16b1转移病例应行术前化疗，再次评估可获得R0切除的病例则可进行手术切除。

（二）实际手术步骤

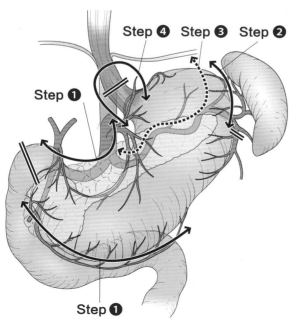

Step ❶

Step ❺　食管空肠吻合

（参考）各区域淋巴结

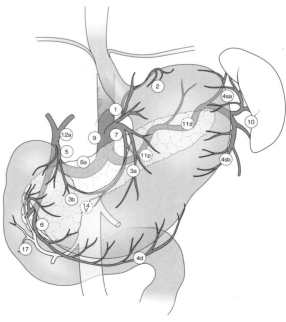

（日本胃癌学会编: 胃癌取扱い規約　第15版. 金原出版, 東京, 2017. より引用改変）

［ Focus **表示本章中要讲解和学习的手术技巧（后有详述）］**

Step ❶　省略切除幽门侧胃的以下步骤

切断胃结肠韧带或切除大网膜

处理胃网膜右动静脉，清扫 No.6 淋巴结

处理胃右动静脉，清扫 No.5 淋巴结

切断十二指肠

清扫胰腺上缘的 No.7、No.8a、No.9、

No.12a 淋巴结

A：胃脾韧带下缘

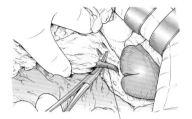

胃网膜左动脉

Step ❷　**处理胃脾韧带（图A）** Focus 1
(p.78)

a. 切开左侧大网膜

b. 处理胃网膜左动静脉

c. 处理胃脾韧带与胃短动脉

B：胰腺上缘　　　脾脏

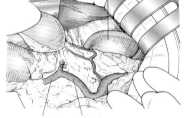

肝总动脉　脾动脉

Step ❸　**胰体尾部胰腺上缘的淋巴结清扫**
(p.80)

（图B） Focus 2

a. 确认脾动静脉，清扫 No.11d 淋巴结

b. 清扫脾门部的 No.10 淋巴结（脾门前面）

c. 处理脾上极的胃脾韧带

C：游离食管周围

Step ❹　**显露并切断腹部食管，清扫食管周围淋巴结**
(p.83)

（图C） Focus 3

a. 显露腹部食管前面

b. 显露腹部食管背侧，切断迷走神经

D：食管空肠吻合

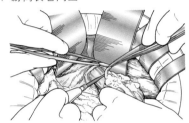

食管

上提空肠

Step ❺　**消化道重建（食管空肠吻合）（图D）**
(p.85)

Focus 4

a. 游离腹部食管

b. 切开腹部食管

c. 置入吻合器底砧

d. 吻合操作(省略 Roux-en Y 法重建的 Y 袢吻合)

E：游离和翻转胰腺及脾脏

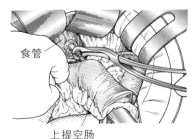

脾脏

进阶篇

(p.87)　a. 游离和翻转胰腺及脾脏，清扫脾动静脉间淋

巴结，切除脾脏或合并切除胰腺、脾脏（图E）

Focus 5

(p.90)　b. 打开食管裂孔进行淋巴结(裂孔部 No. 19 淋

巴结，裂孔内 No.20 淋巴结和下纵隔 No. 110、

No.111、No.112 淋巴结)清扫 Focus 6

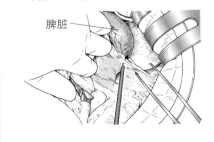

三 掌握手术技术

关注前述"手术步骤"中需要掌握的手术技巧！

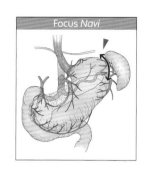

Focus *Navi*

Focus 1 ▶ **处理胃脾韧带**

（一）手术起始点和目标

- 从胃脾韧带下端开始向上处理到脾上极（图2-2-3~图2-2-5）。

* 视频中显示，从胃后动脉（PGA）分支附近较早地分出脾动脉上极支，向脾上极流入。因此，脾动脉（SPA）上极的最终一支与由此发出的胃后动脉（PGA）处于比脾门发出的胃短动脉更深的层次。

（二）需要掌握的手术技术

◉ **手术技术概要**

　　充分显露胃脾韧带下端胃网膜左动静脉根部，并予以处理。由此向脾上极，显露和处理胃脾韧带和胃短动脉（■◀13）。

◉ **需要掌握的手术技术的要点**

（1）胃脾韧带及大网常常与脾粘连，分离时要注意避免损伤脾被膜。

（2）处理完胃左动脉后，在此高度，直接朝向脾上极确认脾门部位的血管，处理脾门部位。

■◀13

扫视频目录页
二维码

（视频时间 2 : 37）

（三）评估（Assessment）

Q 切除与剥离到何处为止？ 解剖标志是什么？

▶ 脾上极与胃距离较大时，将胃脾韧带一直离断到显露出左侧膈肌脚。如果二者距离很近甚至粘连，则不用勉强剥离，分到可以确认脾动脉上极支程度即可。

Q 切除与剥离的窍门是什么？

▶ 确切处理胃左动静脉、胃短动静脉非常重要。通过用线结扎、封闭装置等都是可以的。通常，胃脾韧带与胃短动静脉用封闭装置处理，耗时短，效果确切。尽可能在术前通过3D-CT进行血管重建确认血管走行。

Q 切除与剥离的难点是什么？

▶ 脾门部血管变异较多，要注意不要误伤脾动脉本干。脾被膜损伤导致出血时，如果将脾脏侧的下极支结扎，或者在脾动脉上极支损伤后，可见脾脏的血流出现障碍。

图 2-2-3 胃脾韧带周围的动静脉处理

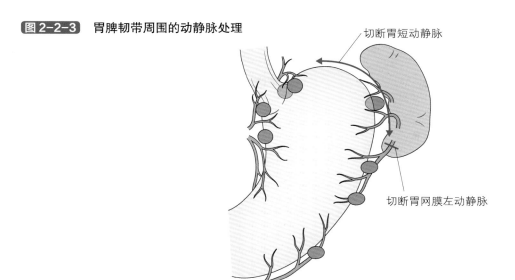

切断胃短动静脉

切断胃网膜左动静脉

图 2-2-4 胃网膜左动脉根部的处理

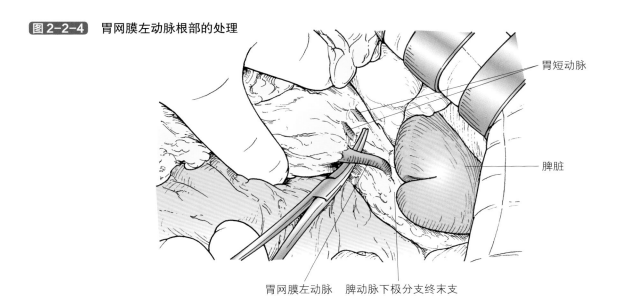

胃短动脉

脾脏

胃网膜左动脉　脾动脉下极分支终末支

图 2-2-5 胃短动脉的处理

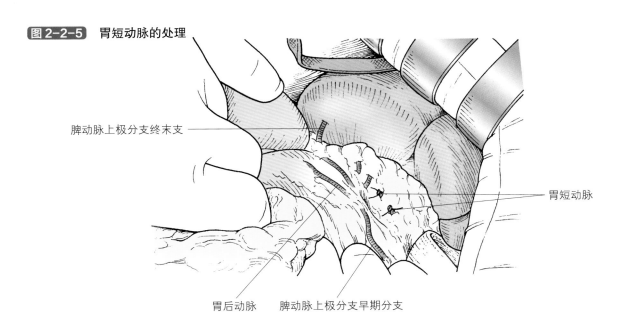

脾动脉上极分支终末支

胃短动脉

胃后动脉　脾动脉上极分支早期分支

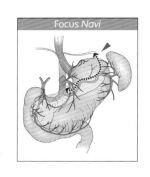

Focus 2 ▶ 胰体尾部胰腺上缘的淋巴结清扫

（一）手术起始点和目标

● 从No.11p 到No.11d以及脾门前No.10淋巴结的清扫（图2-2-6、图2-2-7）。

＊视频中显示，从脾动脉根部向脾门方向清扫的进程。脾动脉上极支在47%的患者中较早地从脾动脉发出。在本病例中，保留较早分出的分支，处理胃后动脉并向脾上极推进清扫。

图2-2-6 No.11p 淋巴结的清扫

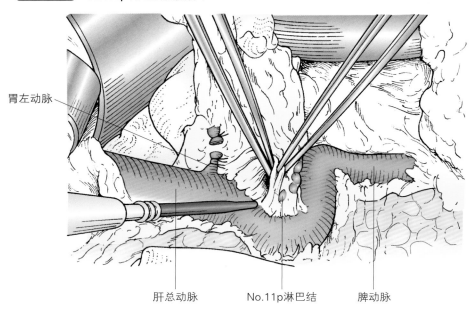

胃左动脉

肝总动脉　　　　No.11p淋巴结　　　脾动脉

图2-2-7 清扫完成后

脾动脉上极分支终末支

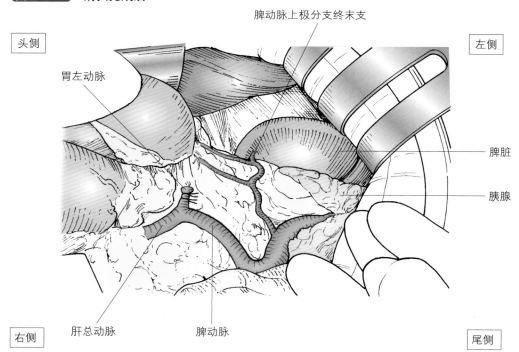

头侧　　　　　　　　　　　　　　　　　　　　　　左侧

胃左动脉

脾脏

胰腺

右侧　　　肝总动脉　　　脾动脉　　　　　　　　　尾侧

（二）需要掌握的手术技术

■◀ ⑭

扫视频目录页
二维码

（视频时间2：25）

> ◉ **手术技术概要**
>
> 沿着脾动静脉，将胰腺上缘的No.11d和No.10清扫达到脾门部（■◀⑭）。
>
> ◉ **需要掌握的手术技术的要点**
>
> （1）沿着脾动脉清扫淋巴结时，要特别留意神经外侧的层次。
>
> （2）助手将胰腺向内侧、背侧翻转可以使脾动脉走行趋于直线化，这样将有利于清扫。

（三）评估（Assessment）

Q 术野是如何显露的？

▶ 用Kento钩、术者左手将胃背侧向头侧、腹侧抬举。助手用左手做出将胰体尾相内侧背侧翻转的动作，展开胰腺上缘（**图2-2-8**）。

Q 切断与剥离的窍门是什么？

▶ 用镊子夹持胰腺上缘的被膜，轻轻牵引，使动脉呈现上浮的样态，即可分辨胰腺实质与清扫脂肪组织的界线，也就是较容易辨识剥离层次（**图2-2-6**）。在沿着动脉清扫时要特别注意神经外侧的层次。

图 2-2-8 清扫胰体尾部上缘淋巴结的术野形成

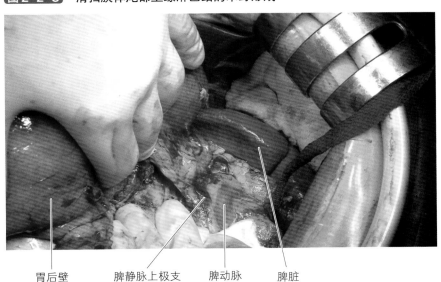

胃后壁　　脾静脉上极支　　脾动脉　　脾脏

Q 切断与剥离的难点是什么？（图2-2-9）

▶ 胰腺上缘动脉分支：脾动脉直接分出胃后动脉者较少，约20%；而脾动脉上极支较早分出者，约占60%。如果为管径较粗的血管，则为后者的可能性更大一些。

▶ 脾动脉起始部，约有20%的病例脾静脉会出现在动脉的腹侧。因此，在清扫No.11p时，要注意脾静脉的走行。

▶ 脾动脉在胰腺背侧潜行的部分存在从胰腺实质向No.11p分支的血管，因此要认真剥离，用电凝离断可预防出血的发生。

▶ 胰尾部，有40%的病例脾静脉移行到脾动脉前方走行。要注意其走行。在清扫脾门部时，如果沿着血管剥离，用电凝离断则完全可能避免损伤。

图2-2-9 脾动脉（SPA）的分支亚型

存在胃后动脉（PGA）的病例较少，约为20%，存在脾动脉上极分支早期分支的病例约为60%。需要注意脾动脉上极分支的损伤。

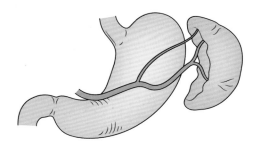

SPA 不伴胃分支（n=14，14%）

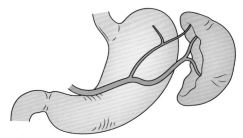

SPA 伴胃分支（n=47，45%）

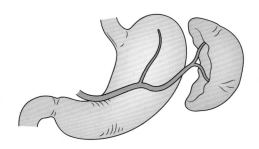

PGA（n=19，18%）

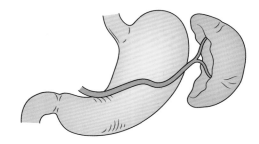

无（n=24，23%）

（Ishikawa Y, Ehara K, Matsuzawa N, et al: Three-dimensional computed tomography analysis of the vascular anatomy of the splenic hilum for gastric cancer surgery. Surg Today 2018; 48: 841-847. 原文修改后引用）

Focus 3 ▷ 显露并切断腹部食管，清扫食管周围淋巴结

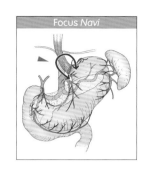

（一）手术起始点和目标

● 从右侧膈肌脚前面开始剥离，清扫腹部食管周围淋巴结，切断迷走神经，显露腹部食管（图2-2-10～图2-2-12）。

＊视频中显示，腹部食管周围的清扫。

图 2-2-10 开始游离食管

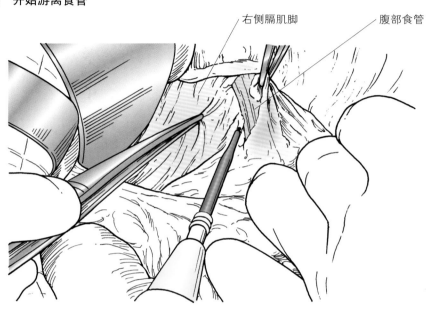

右侧膈肌脚　　　腹部食管

图 2-2-11 游离食管、游离迷走神经

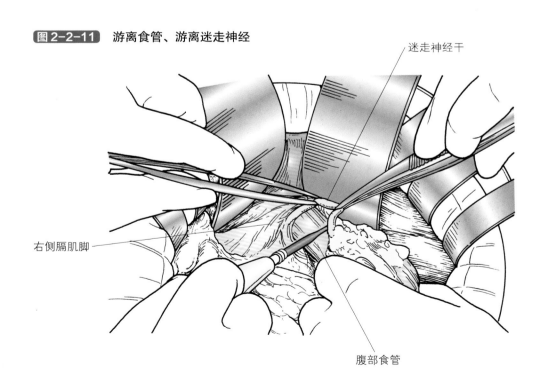

迷走神经干

右侧膈肌脚

腹部食管

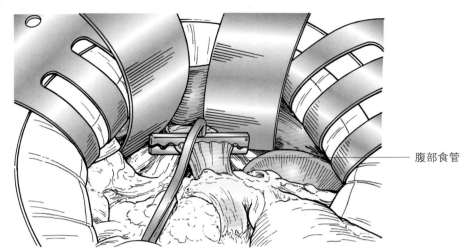

图2-2-12 切断食管

腹部食管

（二）需要掌握的手术技术

> ◉ **手术技术概要**
>
> 　　在食管裂孔从膈肌脚开始剥离食管。显露食管切断线，即清扫了周围淋巴结（📹15）。
>
> ◉ **需要掌握的手术技术的要点**
>
> （1）剥离腹部食管及其周围的后腹膜，并进行周围淋巴结的清扫。右侧膈肌脚前方脂肪组织与膈肌脚的界线比较容易辨识。因为食管没有浆膜，要防止误伤其外膜。
>
> （2）在切断迷走神经前、后干及其分支时，不要误伤食管。

📹15

扫视频目录页
二维码

（视频时间2：53）

（三）评估（Assessment）

Q 如何显露术野？

▸ 把胃向尾侧牵引，用肝脏拉钩将肝左叶向头侧、腹侧压排（图2-2-10）。

Q 切除与剥离到何处为止？解剖标志是什么？

▸ 进行腹部食管离断时，应将食管周围剥离达到食管裂孔水平。

Q 切除与剥离的难点是什么？

▸ 食管周围神经，特别是左侧、腹侧的前干及其分支，包埋在食管外膜里，在剥离操作时容易发生食管外膜的损伤。

Q 切除与剥离的窍门是什么？

▸ 食管无肿瘤侵犯时，无须行下纵隔淋巴结清扫。确认右侧膈肌脚后，一定要在食管背侧确认左侧膈肌脚。沿着右侧膈肌脚内侧剥离脂肪组织容易推进过深而进入下纵隔。其技巧在"进阶篇"详述。

Focus 4 消化道重建（食管空肠吻合）

（一）手术起始点和目标

● 用自动吻合器离断食管后，用自动吻合器（环形吻合器）进行食管空肠吻合（图2-2-13~图2-2-15）。

＊录像中显示，食管空肠吻合（Y祥的吻合略去）。

图 2-2-13 置入环形吻合器底砧

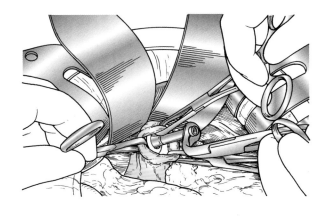

图 2-2-14 食管空肠吻合（安装吻合器本体）

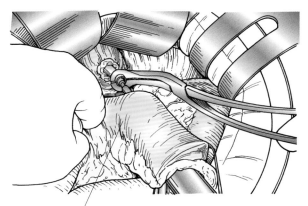

注意不要用自动吻合器咬入上提空肠

图 2-2-15 完成食管空肠吻合

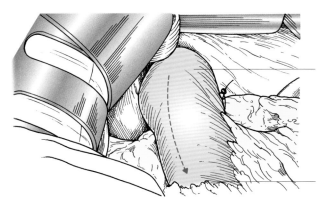

空肠断端突出1cm左右

为了预防上提空肠扭转，最好将空肠固定在横结肠系膜上

（二）需要掌握的手术技术

⦿ **手术技术概要**

　　简单说明用自动吻合器行食管空肠吻合时的主要事项：腹部食管中置入抵钉器，在上牵的空肠中置入吻合器主体进行吻合操作（▇◀16）。

⦿ **需要掌握的手术技术的要点**

（1）为了预防吻合口瘘，一定要注意吻合口处不可存在张力。

（2）为了使术后吻合部位不发生狭窄，要留意上牵空肠的制作方法及路径。

▇◀16

扫视频目录页二维码

（视频时间2∶57）

（三）评估（Assessment）

Q 食管空肠吻合用的上牵空肠的部位应如何选取？

▶ 处理空肠的部位，在距离Treitz韧带的20 cm远侧端空肠，存在第二空肠动静脉，可无张力上牵的部位。Y袢处的吻合，为了防止反流，需距离食管空肠吻合口至少40 cm。

Q 从何处上牵空肠？

▶ 腹膜种植转移发生可能性较小时，选择结肠后路径，从横结肠系膜右侧（在中结肠动脉左支与右支之间的位置）通过空肠。SE层（透出浆膜）的进展期癌，因为腹膜种植复发可能性大，选择结肠前路径。

Q 食管空肠吻合时的注意事项有哪些？

▶ 不可在吻合口部位形成张力。对于食管壁肥厚的病例，要轻柔操作，如强行插入自动吻合器，则可能会导致食管外膜肌层撕裂（图2-2-16）。

Q 吻合的难点是什么？

▶ 上牵的空肠扭转：上牵的空肠、Y袢容易进入左侧膈肌窝中，有时屈曲粘连，导致梗阻。特别是，在脾切除的部位容易形成粘连。

▶ 为了防止扭转，在结肠后路径时，从食管到通过横结肠系膜的部位，将空肠固定在横结肠系膜上（图2-2-15）。在结肠前路径的情况下，将空肠固定在横结肠的肠脂肪垂、十二指肠残端等部位，防止空肠进入左侧膈肌窝。在脾切除后，应在腹膜缺损的部位贴上防粘连贴，主动预防术后粘连。

图2-2-16 食管空肠吻合时出现腹部食管损伤的病例

对于食管壁水肿和肥厚的病例，需要注意。

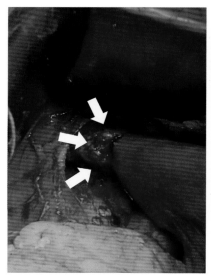 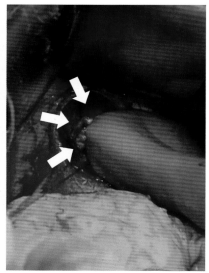

食管右侧发现撕裂伤（箭头处）　　撕裂伤修复后（箭头处）

Focus 5 **游离和翻转胰腺及脾脏，清扫脾动静脉间淋巴结，切除脾脏或合并切除胰腺、脾脏**

（一）手术起始点和目标

- 胰体尾部、脾脏的脱转，从背侧清扫No.11d及脾切除（图2-2-17~图2-2-19）。
- *录像中显示其手术技巧。

图2-2-17 胰腺背部的游离

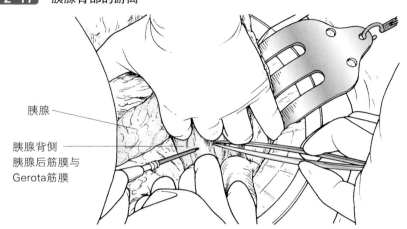

胰腺

胰腺背侧
胰腺后筋膜与
Gerota筋膜

图2-2-18 胰腺后筋膜与 Gerota 筋膜的游离

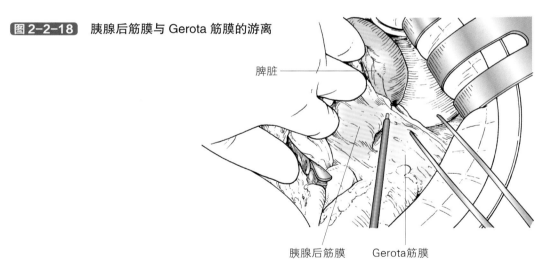

脾脏

胰腺后筋膜　　Gerota筋膜

图2-2-19 胰腺背侧的清扫

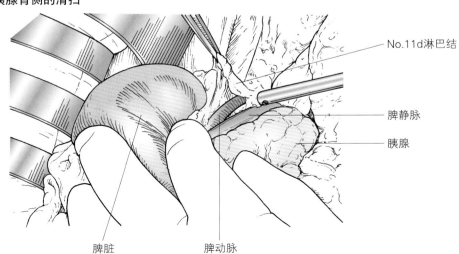

No.11d淋巴结

脾静脉

胰腺

脾脏　　脾动脉

（二）需要掌握的手术技术

> **⦿ 手术技术概要**
>
>   胰腺下缘处切开后腹膜，游离胰腺尾部和脾脏。一边注意防止损伤脾脏，一边在脾脏外侧和后腹膜从尾侧及头侧切开，脱转胰腺和脾脏（■◀ ⑰、⑱）。之后，从背侧清扫No.11d，最后处理脾动静脉，切除脾脏。
>
> **⦿ 需要掌握的手术技术的要点**
>
> （1）应先在胰腺上缘完成No.11p、No.11d组清扫，然后再脱转胰腺和脾脏。
>
> （2）在胰大动脉分出后远端部位处理脾动脉。

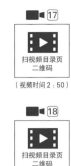

（视频时间 2：50）

（视频时间 3：27）

（三）评估（Assessment）

Q 切口如何显露？

▶ 用自动拉钩、肝脏拉钩等将胃的背侧向头侧、腹侧上举。助手用左手把横结肠向患者的右下方牵引，将胰腺尾部和脾脏向术者侧牵出，则胰腺下缘和脾结肠韧带的处理会变得较为容易。

Q 剥离从何处开始？到何处为止？解剖标志是什么？

▶ 胰腺下缘确认肠系膜上静脉，从其左侧开始切开胰腺下缘的被膜。

▶ 胰腺背侧应该从Gerota筋膜与胰后筋膜的间隙进行剥离（图2-2-18）。脱转时的解剖标志首先是脾静脉。然后继续向头侧脱转，即可到达已清扫的胰腺上缘。

▶ 脾脏背侧也能够剥离，可以从尾侧向脾上极的背侧脱转。

▶ 脾上极背侧的剥离在很多情况下从头侧开始操作会比较容易。

▶ 胰腺、脾脏脱转上举时，有时会有从后腹膜向胰尾部流入的静脉，要注意避免损伤。

Q 淋巴结清扫与脾游离的窍门是什么？

▶ 胰体尾部和脾脏脱转前，要完成脾动脉中央附近（胃后动脉附近）的清扫。此处就是脱转后从脾门向胰体部清扫脾动静脉间的淋巴结的终点，从而简化操作。

▶ 脱转后，从胰大动脉分支到脾侧脾动脉主干或上极支、下极支结扎离断。用非吸收单股线行确切的双重结扎（其中之一缝合结扎）。

▶ 脾静脉主干或上极支、下极支也需要双重结扎切断。

▶ 胰腺尾部和脾脏之间有胰尾动脉，电凝后离断。

Q 需要合并切除胰腺时，应该在何处切断？（图2-2-20）

▶ ① 肠系膜上静脉正上方：

也就是胰头十二指肠切除线。最好提前处理好由肠系膜上动脉向胰腺下缘伸出的动脉支。

▶ ② 脾动脉根部远端：

是胰腺最厚的部位，胰腺切除断端的处理比较困难。在此处离断胰腺时，使用附加吸收性缝合增强材料的自动切割缝合器（直线型切割缝合器），压挫5 min，其后每5 min压入1 cm左右，最多需要30min的压挫后再行离断（图2-2-21）。

▶ ③ 胰尾部：

在切离时，用附加吸收性缝合增强材料的自动切割缝合器一并处理脾动静脉和胰腺。

Q 导致胰腺、脾损伤的情况有哪些?

▶ 从脾脏外侧开始剥离、松解时，较难识别Gerota筋膜和胰后筋膜，牵引操作时容易引起被膜的损伤。而从脾脏下极向上极松解的操作较为容易。

▶ 脾脏淤血或者脾肿大的病例，可以暂时用血管钳子阻断脾动脉血流后解除脾脏的淤血，则出血较容易控制（图2-2-22）。

▶ 从腹腔动脉左侧的肾上腺内侧有一处不全粘连带，其中的几支静脉（门静脉高压时形成肾上腺血管旁路）容易损伤出血。

▶ 胰腺下缘有2支左右的胰下动脉分出的大网支，此处胰腺沿着血管突出，因而容易不慎切入胰腺（导致胰腺损伤）。

图2-2-20 胰腺切除部位

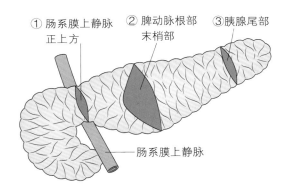

① 肠系膜上静脉 正上方
② 脾动脉根部 末梢部
③ 胰腺尾部

肠系膜上静脉

①、③：扁平
②：三角形，有厚度

图2-2-21 使用直线型切割缝合器切除胰腺

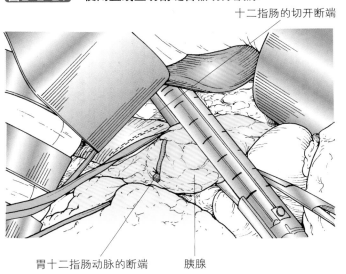

十二指肠的切开断端

胃十二指肠动脉的断端

胰腺

图2-2-22 预防因翻转胰体尾部进行脾动脉间淋巴结清扫时的出血：钳夹脾动脉

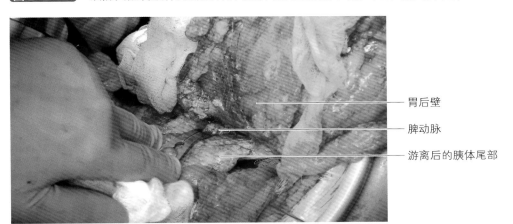

胃后壁

脾动脉

游离后的胰体尾部

Focus 6 打开食管裂孔进行淋巴结（裂孔部No.19淋巴结，裂孔内No.20淋巴结和下纵隔No.110、No.111、No.112淋巴结）清扫

（一）手术起始点和目标

● 食管裂孔扩大后，清扫裂孔内及下纵隔淋巴结，离断迷走神经干（图2-2-23、图2-2-24）。

＊录像显示的是食管裂孔扩张完成后。

图 2-2-23 清扫下纵隔淋巴结（右侧）

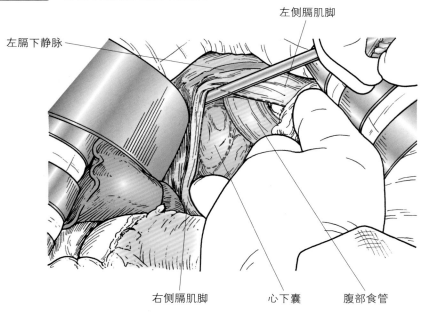

左膈下静脉　　左侧膈肌脚

右侧膈肌脚　　心下囊　　腹部食管

图 2-2-24 清扫下纵隔淋巴结（左侧）

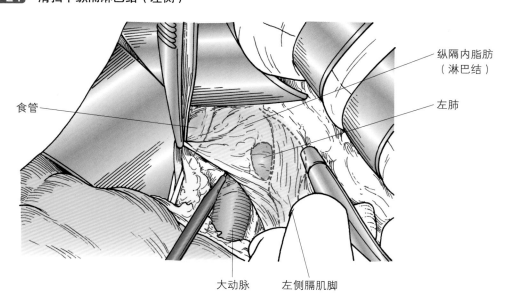

纵隔内脂肪（淋巴结）

食管　　左肺

大动脉　　左侧膈肌脚

（二）需要掌握的手术技术

◉ **手术技术概要**

　　在确认存在食管浸润的病例手术中，要扩大食管裂孔，实施食管离断及下纵隔淋巴结的清扫（🎥◀ ⑲）。

◉ **需要掌握的手术技术的要点**

（1）剥离腹部食管与周围后腹膜，实施清扫。

（2）离断迷走神经前干、后干、分支时，注意不要损伤食管。

（3）扩大食管裂孔，清扫下纵隔淋巴结。

🎥◀ ⑲

扫视频目录页
二维码

〔视频时间2：53，
后半部由0：58开始〕

（三）评估（Assessment）

Q 如何形成术野？

▶ 将肝左叶从膈肌松解，使膈肌脚全部得到显露。

Q 切除与剥离到何处为止？解剖标志是什么？

▶ 将食管裂孔扩大。如果扩大后仍然无法剥离到预切除线周围的淋巴结，则需要从中间切开膈肌中心腱，从裂孔0点钟方向向着心包附着部位切开。

▶ 清扫范围的解剖标记：腹侧是心包，背侧是主动脉，侧方是左右胸膜。以食管作为中心，向各个解剖标记清扫脂肪组织即可。

▶ 在头侧，以清扫到左下肺动脉附近最为理想，但通常难以做到这个程度。通常，切缘应至少达到肿瘤以上2 cm，其周围的清扫达到相应的范围即可。

Q 切除与剥离的难点是什么？

▶ 在切开膈肌中心腱时，必要时需要离断左膈下静脉。

▶ 在清扫下纵隔淋巴结时，容易损伤心包或胸膜，特别是左侧胸膜，这一点要特别注意。

▶ 在右侧因存在心下囊（infracardiac Bursa），打开的瞬间会误以为已经开胸，实际上并没有进入胸腔。

▶ 即使开胸，因为正压通气，不会立即出现呼吸循环的动态变化。应防止因为不注意在开胸时造成肺部损伤。开胸后如果条件许可，可以请麻醉师协助膨胀肺部，一边排出（胸腔）气体，一边实施闭锁缝合。

四 问题解答（Trouble shooting）

（一）术中出血

Q 手术出血的好发部位是哪里？

开腹全胃切除术出血的好发部位：

▶ 脾被膜损伤（脾下极粘连，脾外膜粘连）（**图2-2-25**）。

▶ 血管损伤导致出血（**图2-2-26**）。

（1）胰腺下缘胰下动脉大网后支损伤。

（2）No.11p清扫时，淋巴结损伤或背侧静脉的损伤。

（3）脾动脉、静脉分出的胰腺支损伤出血。

（4）胰腺尾侧损伤暴露的脾静脉。

（5）脾门血管，或在游离部位走行的脾动脉上极支的损伤。

术前三维CT，做好血管重建。确认血管走行。在术中避免不必要的牵引、剥离等动作，以免造成血管或脏器的损伤。

图2-2-25 脾下极粘连病例（需要注意脾被膜损伤的部位）

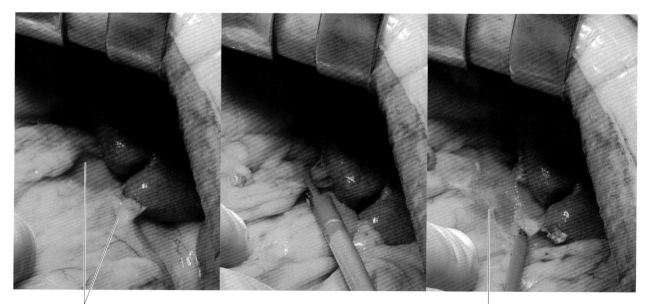

两处粘连，内部有血管　　　　　　　　　　　　　　　　　　　　胃脾韧带前叶的部分游离

图 2-2-26 术中出血的好发部位

图中①~⑤与"Q 术中出血的好发部位是哪里？"相对应。

＊在11p淋巴结区域，约有15%的病例的脾静脉走行在胰腺上缘。另外，也有走行在胰尾部、在脾动脉前面的病例。

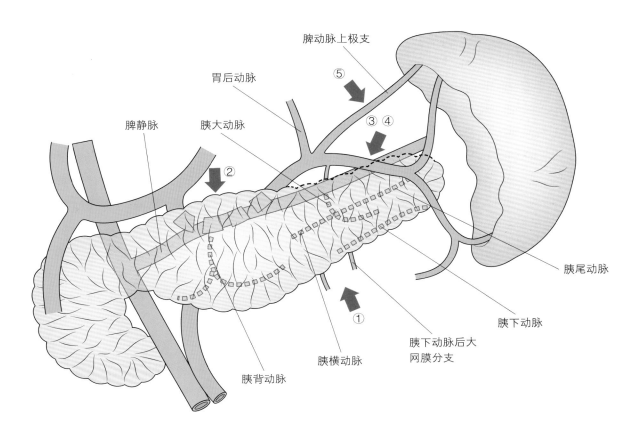

Q 术中出血应如何处理？

▶ 血管出血最基本的方法是压迫。静脉的压迫止血比较容易，单动脉往往需要结扎缝合等止血操作。动脉出血时，在出血的中枢部位进行阻断，则出血的势头可以减弱。可以用钳子或血管夹。有些止血材料组织胶也能有所帮助。

▶ 离断后，胰腺隐藏的血管出血时，可以用电刀的软凝固功能止血。但如果反复烧灼，可能导致胰瘘的发生。如电凝无法止血，可以用单股线缝合结扎。脾脏出血时，可以用压迫、电凝烧灼、止血材料止血。仍无法止血时，应行脾切除。

（二）术中胰腺损伤

Q 术中哪些部位容易出现胰腺损伤？（图 2-2-27）

容易出血的部位包括：

▶ 胰腺下缘分支的胰下后动脉分出大网支，此处容易误伤凸起的胰腺。

▶ 包含淋巴结的脂肪边界不清时，容易切入胰腺。

▶ 虽然不是好发部位，但对于血管进入胰腺实质处损伤后反复电凝，会导致胰腺实质的过度烧灼伤。

图 2-2-27 出现胰腺损伤的好发部位

图中①、②与"Q 术中哪些部位容易出现胰腺损伤？"相对应。

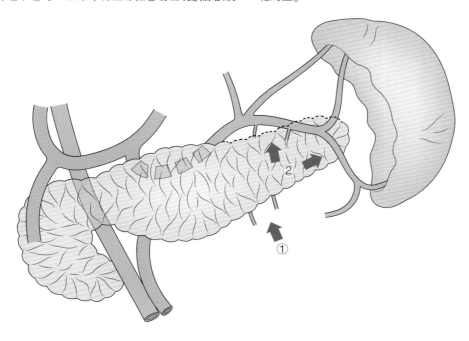

Q 术中胰腺损伤的对策是什么？

▶ 发生明确的胰腺损伤时，要用单股线缝合损伤部分，在损伤部位放置纤维蛋白胶。修复后重要的事项是，确切地引流漏出的胰液。为此，应在损伤部位周围放置1~2支封闭式引流管。

◆ 参考文献

［1］ 日本胃癌学会編: 胃癌治療ガイドライン　医師用2018年1月改訂, 第5版, 金原出版, 2018.
［2］ Ishikawa Y, Ehara K, Matsuzawa N, et al: Three-dimensional computed tomography analysis of the vascular anatomy of the splenic hilum for gastric cancer surgery. Surg Today 2018; 48: 841–847.
［3］ 山田達也, 江原一尚, 川島吉之, 他: Multi-detector row CTによる胃切除郭清術に関連する静脈系の客観的かつ網羅的評価, 日本消化器外科学会雑誌 2018; 51: 453–462.
［4］ 倉橋康典, 中村達郎, 中西保貴, 他: 食管胃接合部癌の手術に必要な局所解剖—下縦隔へのランドマークとしての心臓下包. 臨床外科 2018; 73: 531–535.
［5］ Mine S, Sano T, Hiki N, et al: Proximal margin length with transhiatal gastrectomy for Siewert type II and III adenocarcinomas of the oesophagogastric junction. Br J Surg 2013; 100: 1050–1054.

【开腹手术？腹腔镜手术？】

2002 年，在日本关东地区成立了腹腔镜下胃切除研究会，笔者一直是这个学术团体的一员。当时，腹腔镜辅助下手术等，采用过很多种创意，希望确立与开放手术相同的标准。当时认为保留幽门的胃切除术（PPG）是无法在腔镜下进行的。然而，人们逐步认识到通过腹腔镜视野扩大的效果，可以更精准地辨认解剖（膜构造、血管，其他），而且实现了术式标准化、全腔镜下手术、体内吻合等显著的进步。在《胃癌治疗规约（第 5 版）》中，腹腔镜手术成为 Stage I 期胃癌的标准术式，而且 PPG 手术也可以在腹腔镜下实施。对于进展期胃癌的手术，在日本、韩国、中国开展着大规模临床试验，预感到不久的将来有成为标准治疗的趋势。笔者所在医院最初引入腹腔镜技术时适应证为 Stage I A 期胃癌，随着医保申请的实施，渐渐向进展期癌扩大手术指征。当前，Stage III A 的腔镜手术获得 77% 的 5 年生存率而进一步扩大手术指征。今后，相信掌握腹腔镜技术的外科医师会进一步扩大手术指征。实际上，在日本的高通量治疗中心，已经零星报道了全胃切除联合脾切除（或联合胰体尾切除）、术前化疗后手术、残胃癌手术等病例手术。以进展期胃癌的远端胃切除病例作为研究对象，对比开腹手术与腹腔镜的临床研究 JLSSG0901 已经完成入组，正在等待数据解析。在机器人手术已经登场的时代，希望旨在开展腹腔镜下进展期胃癌手术的医生们，深入掌握开腹手术和腹腔镜手术两方面的知识，基于包括长期治疗成绩在内的循证医学证据，不断努力精进。

第三节　腹腔镜下幽门侧胃切除术

稻木　紀幸　顺天堂大学医学部附属浦安病院消化器·一般外科

> **！ 掌握手术技术的要点**
>
> 1. 必须进行术前评估：在影像诊断高度发展的今天，不仅要进行肿瘤学的临床病期诊断，还应该预先掌握解剖知识。这样可以更加从容地进行手术，减少术中意外情况的发生。
> 2. 做好手术器械的准备工作：需要简单地准备好手术的必要器械；非必要的器械会增加器械护士的困惑；需要事先熟练掌握能量设备和吻合器械的使用方法。
> 3. 重视手术团队的沟通：一个人无法完成手术，术者要把自己当成交响乐团的指挥家，要牢记对麻醉科医生、护士和助手的术前的关注。

一　术前准备

（一）手术适应证与禁忌证（临床判断）

1. 适应证

- 根据2018年1月修订的《胃癌治疗规约（第5版）》，原则上cStage Ⅰ 期胃癌为适应证。根据术者和医疗机构的熟练程度，可扩大其适应证范围，医疗机构的协议以及对患者的说明也十分重要。
- 胃切除范围，需要通过内镜检查和胃透视检查来进行判断。早期癌以口侧3 cm的切缘为标准，进展期癌以口侧5 cm的切缘为标准。根据必要性，可考虑在口侧打上标记夹，事先进行组织活检。

2. 禁忌证

- 上述适应证以外的情况需要加以注意。进展期癌的肿瘤直径超过8 cm时，在腹腔镜下难以处理，即便能够切除也需要延长皮肤切口，因此为禁忌证。
- 肿瘤或转移淋巴结直接浸润其他脏器或血管的情况，为禁忌证。开腹手术也无法切除的情况自然也为禁忌证。
- 幽门狭窄的患者，如果术前胃内不能充分减压，腹腔镜手术操作困难，因此为禁忌证。

（二）术中体位与器械（图 2-3-1）

- 患者取两脚打开的仰卧位。
- 建立气腹，放置戳卡后将头侧抬高，内脏脂肪越多越需要将头侧抬高。
- 这是为了使胰腺以及包括横结肠在内的脏器，在重力的作用下移向尾侧。

- 将小器械台放置在术者左侧。这样做的优点是，术者可以不需要从显示器上改变视野，就能在头侧进行器械交接。

（三）腹壁切口（图2-3-2）

- 在脐纵切口放置12 mm球囊戳卡，在右侧季肋部放置5 mm戳卡，在右侧腹部放置12 mm戳卡，在左侧季肋部放置12 mm戳卡，在左侧腹部放置5 mm戳卡。
- 戳卡布局基本呈倒梯形。当脐位置与剑突距离在20 cm以上时，在肚脐上方放置镜头戳卡。
- 在考虑胰腺上缘的D2清扫的情况下，或者在肥胖病例手术中，将患者右侧腹部的戳卡位置向头侧放置。

图 2-3-1 重视设备操作的设定

腹腔镜手术开始后，器械护士站在术者的左侧，在术者和助手前方空间交换器械，这样可以在目光不离开显示器的情况下轻松交接器械。

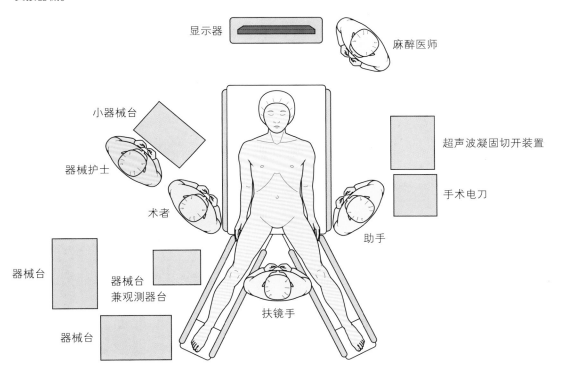

图 2-3-2 戳卡放置位置与腹壁切口

a：通过5个戳卡进行完全腹腔镜下幽门侧胃切除术的戳卡放置位置。在肚脐处为腔镜戳卡，在两侧季肋部和侧腹部戳卡如图所示呈倒梯形放置

b：术后照片

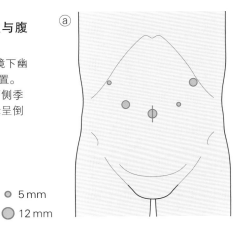

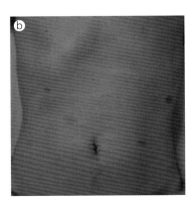

○ 5 mm

◯ 12 mm

（四）围术期的要点

1. 术前管理

- 手术前1天进行肠道准备，午餐前正常饮食，餐后服用柠檬酸镁®300 mL，晚餐进流食，睡前服用番泻苷®2片。
- 全身麻醉后立刻留置鼻胃管进行胃肠减压。

2. 术后管理

- 根据需要留置引流管。使用19Fr径的封闭式引流管，根据引流液的性状和量酌情尽早拔出。

二 手术操作步骤

（一）手术步骤的注意事项

- 标准的手术步骤如下所示。
- 有开腹手术既往史时，在插入首个戳卡时要注意粘连情况。
- 即便粘连较多，如果可以插入镜头戳卡与另一个戳卡，那么就可以一点点地松解粘连，逐渐确保手术空间。
- 在不同场景下的共同目标为"干净的术野"和"良好的术野展开"。

（二）实际手术步骤

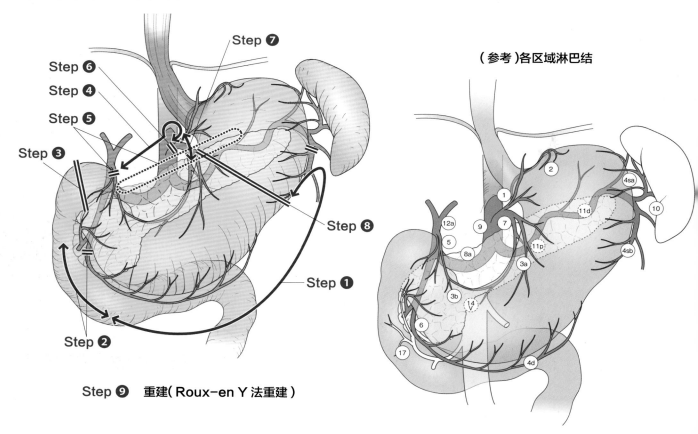

Step ❾ 　重建（ Roux-en Y 法重建 ）

（参考）各区域淋巴结

（日本胃癌学会编: 胃癌取扱い規約　第15版. 金原出版, 東京, 2017. より引用改变 ）

[Focus 表示本章中要讲解和学习的手术技巧（后有详述）]

Step ❶
(p. 100)
切断胃结肠韧带（大网膜） Focus 1

Step ❷
(p. 102)
幽门下的处理（No.6 淋巴结的清扫）
（图 A） Focus 2 📹

　　a. 显露及处理胃网膜右静脉

　　b. 显露及处理胃网膜右动脉

　　c. 处理幽门下动静脉

Step ❸
(p. 104)
切断十二指肠 ✳

　　a. 十二指肠小弯侧开窗

　　b. 切断十二指肠

Step ❹
(p. 105)
切断胃胰系膜右侧，剥离膈肌脚前方
Focus 3 📹

Step ❺
(p. 108)
　　a. No.8a 淋巴结的清扫（图 B） Focus 4 📹
(p. 110)
　　b. 显露并处理胃右动静脉根部（No.5 淋巴结
　　　的清扫）✳
　　c. No.11p 淋巴结的清扫

Step ❻
(p. 111)
显露并处理胃左动静脉（图 C） Focus 5 📹

Step ❼
(p. 113)
胃上部小弯的处理（No.1、No.3 淋巴结的
清扫） ✳

Step ❽
切断胃口侧端

Step ❾
(p. 113)
重建（Roux-en Y 法重建） Focus 6 📹

这里以✳简单地表示手术技巧的诀窍（ Knack ），正文中有详述。

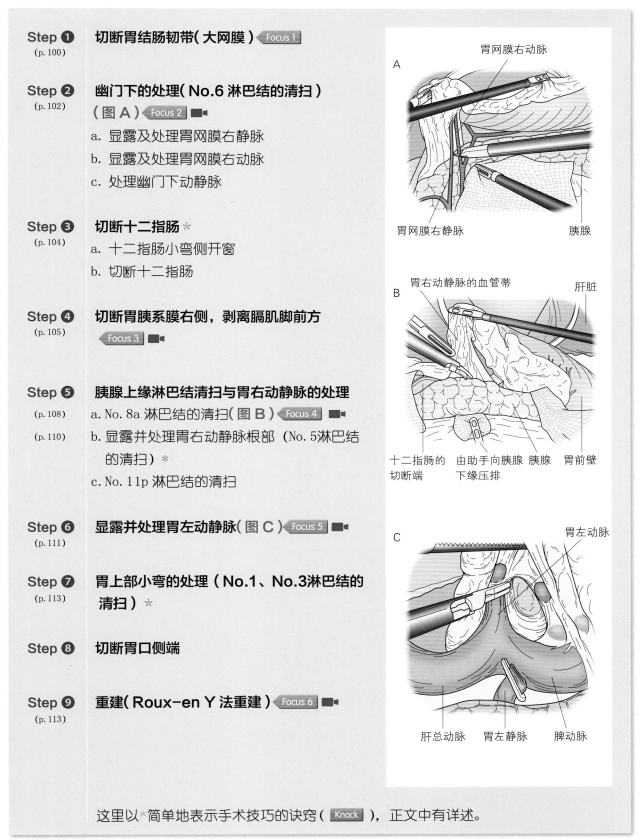

A

胃网膜右动脉

胃网膜右静脉　　　　　　　　　　胰腺

B

胃右动静脉的血管蒂　　　　　　　肝脏

十二指肠的　　由助手向胰腺　胰腺　胃前壁
切断端　　　　下缘压排

C

胃左动脉

肝总动脉　　胃左静脉　　脾动脉

三 掌握手术技术

关注前述"手术步骤"中需要掌握的手术技巧！

Focus *Navi*
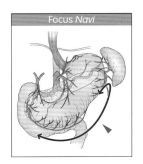

Focus 1 切断胃结肠韧带（大网膜）

（一）手术起始点和目标

● 切断自胃左动静脉根部附近至幽门附近的胃结肠韧带（大网膜）（图2-3-3）。

图 2-3-3 切断胃结肠韧带（大网膜）（开放网膜囊）

a：开始切断大网膜
b：观察胃网膜左动静脉

ⓐ

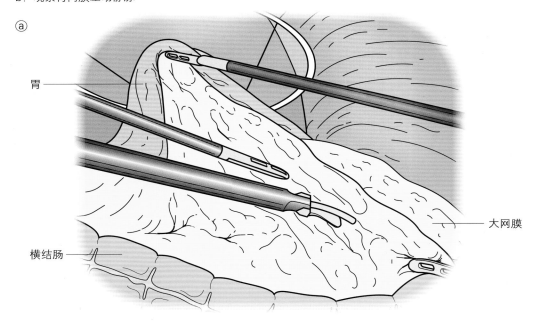

胃

大网膜

横结肠

ⓑ

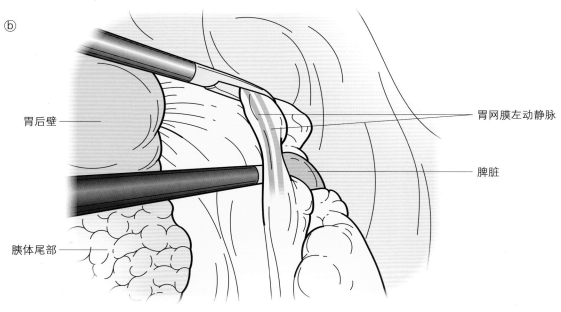

胃后壁

胃网膜左动静脉

脾脏

胰体尾部

（二）需要掌握的手术技术

> ◉ **手术技术概要**
>
> 　　切断胃结肠韧带，即所谓的大网膜，开放网膜囊。在避免损伤横结肠的同时，以胰腺下缘、横结肠系膜前叶为标志（不进行剥离），在左侧分离胃网膜左动静脉（No.4sb淋巴结的清扫），在右侧开放网膜囊的右侧端，适当剥离大网膜与横结肠系膜，朝向胰头部进行清扫。
>
> ◉ **需要掌握的手术技术的要点**
>
> （1）如何顺利展开大网膜为手术技术要点。需要注意将大网膜展开至可以顺利辨识大网膜动静脉边缘的线及横结肠的走行。为了使大网膜保持适当的张力，需要随时调节脏器的展开情况（■◀ ⑳）。
>
> （2）注意用助手的双手与术者的左手将大网膜牵拉成平面。设定切割线后，接下来一边 "care colon" 一边切开。

■◀ ⑳

扫视频目录页
二维码

（视频时间 2：30）

（三）评估（Assessment）

Q 如何形成术野？

▶ 通过助手的两把钳子和术者的左手钳子，将大网膜形成一个面（图2-3-3a）。

▶ 扶镜手需确认大网膜的腹侧背侧面的两面，以确保结肠安全。

Q 切断（游离）从什么位置开始？ 巧妙的入路方法是什么？

▶ 在大网膜的略左侧（避开网膜囊的折叠处）开始切断。

▶ 在脂肪较多的不易透见网膜囊的病例手术中，需要避免结肠损伤，在胃壁侧安全地切入网膜囊内，随后在网膜囊内确认结肠的走行，设定适当的清扫、切断线。

Q 如何设定切断线？

▶ 距胃大弯的边缘动脉约3 cm为切断线的标准。但是，在胃与结肠间的距离较近的情况下，沿着脂肪层最薄的切断线，或沿结肠走行且不损伤结肠壁的切断线。

Q 要切断到什么位置？ 标志是什么？

▶ 左侧方向的切断线为朝向脾下极的方向，终点为胃网膜左动静脉根部（图2-3-3b）。

▶ 右侧方向的切断线为朝向胆囊的方向，肥胖患者的切断标志为大网膜与结肠间形成的融合线，终点为显露十二指肠降部为止。

Q 切断（游离）的窍门是什么？

▶ 无论使用何种能量器械，窍门在于在切断线上保持适当的张力。

▶ 如果能够提前松解胃背侧与胰腺的粘连，则可以安全地游离横结肠系膜。

▶ 在切离大网膜时，多使用远景视野，需要重视切断线的设置。

Q 切断的隐患是什么?

▶ 如果过分追求分离胃网膜左动静脉的根部，有可能会导致胰尾部的损伤，这一点需要留意。如果将胃结肠韧带的背侧以充分展开的视野进行切断操作，则容易避免这一问题。

▶ 在大网膜右侧，结肠系膜与大网膜的生理性粘连较强时，需要注意勿损伤中结肠动静脉。

Focus 2 ▶ 幽门下的处理（No.6淋巴结的清扫）

（一）手术起始点和目标

● 剥离幽门下的生理性粘连，仔细观察胰十二指肠前上静脉。在游离胃网膜右动脉伴行的神经外侧层的同时，游离胃网膜右静脉的背侧，并在根部切断（**图2-3-4**）。

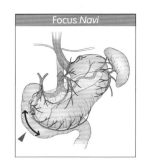

Focus *Navi*

图2-3-4 胰头部游离步骤

a：胰头部前面游离操作的术野
b：游离胃网膜右动脉伴行的神经外侧层及游离胃网膜右动静脉

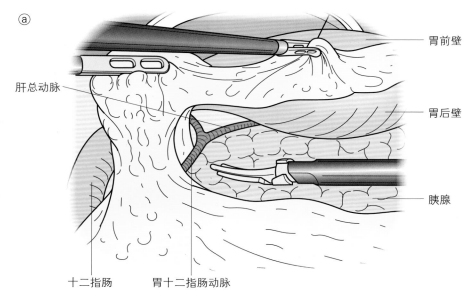

ⓐ

胃前壁

肝总动脉

胃后壁

胰腺

十二指肠　　胃十二指肠动脉

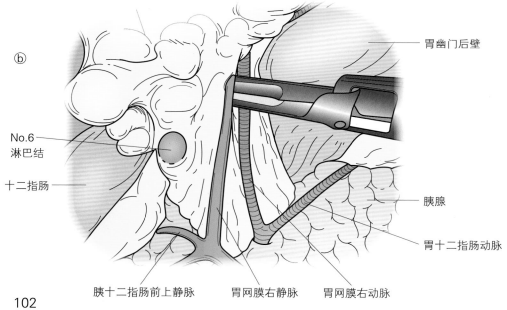

ⓑ

胃幽门后壁

No.6
淋巴结

十二指肠

胰腺

胃十二指肠动脉

胰十二指肠前上静脉　　胃网膜右静脉　　胃网膜右动脉

（二）需要掌握的手术技术

> ### ◉ 手术技术概要
>
> 　　在幽门下从横结肠系膜附着的大网膜开始游离，在识别出胰头部的胰十二指肠前上静脉的基础上，确认胃网膜右静脉的根部并将其切断（图2-3-5）。在此之前，需充分了解发出胃网膜右动脉的胃十二指肠动脉的分支，以及动脉沿线的神经外侧层，并事先进行游离。沿着该游离面进行淋巴结清扫和动脉处理。
>
> ### ◉ 需要掌握的手术技术的要点
>
> （1）充分游离胰头部前面，仔细观察胰十二指肠前上静脉。以此设定胰头部淋巴结（No.6淋巴结）尾侧的边界（■◀ 21）。
>
> （2）进行十二指肠背侧的游离，确认胃十二指肠动脉的走行以及胃网膜右动脉的分支。事先游离动脉伴行的神经及其外侧的游离层，有利于开展后续的清扫。

■◀ 21

扫视频目录页
二维码

（视频时间 1∶20）

图 2-3-5　切断幽门下动静脉

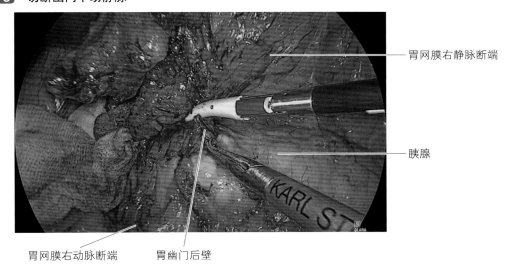

胃网膜右静脉断端

胰腺

胃网膜右动脉断端　　胃幽门后壁

（三）评估（Assessment）

Q 如何形成术野？

▶ 助手抓提胃网膜右动静脉血管蒂，微微向左侧倾倒，使胰头部前面右侧的大网膜形成一个面。

▶ 当横结肠系膜充分游离之后，助手用右手钳子抓提胃的幽门部后壁附近，与抓握胃网膜右动静脉血管蒂的左手钳子一起向腹侧上举，术者仔细确认胃十二指肠动脉至胃网膜右动脉，游离神经外侧层（图2-3-4a、b）。

Q 切断（游离）从什么位置开始？巧妙的入路方法是什么？

▶ 将胃网膜右动静脉血管蒂向上提拉后，形成了胰头部和横结肠系膜的凹陷处，在此处切开（图2-3-6）。

▶ 用左手钳子将结肠侧的膜轻轻地向上提拉，二氧化碳则会进到游离层面，使能量器械的尖端更容易进入层面。

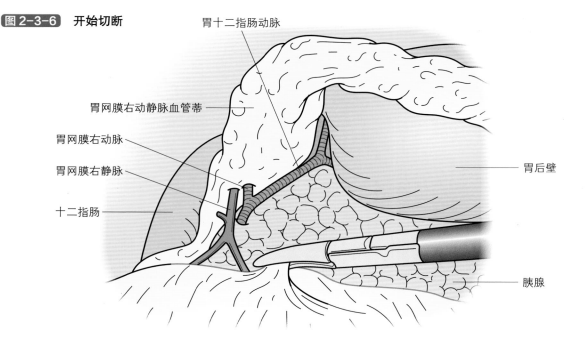

图 2-3-6 开始切断

胃十二指肠动脉

胃网膜右动静脉血管蒂

胃网膜右动脉

胃网膜右静脉

十二指肠

胃后壁

胰腺

Q 辨别游离线（游离层）的方法是什么？

▶ 仔细辨别清扫组织与待剥离的结肠侧脂肪的颜色的差异，接着找到游离层面。

▶ 保持适度的张力，由于清扫组织与横结肠系膜侧的脂肪的体积不同而产生了凹陷，那里就是游离线。

Q 清扫要进行到什么位置？标志是什么？

▶ 对横结肠系膜进行游离至显露出十二指肠降部。

▶ 关于No.6淋巴结清扫界线的标志，尾侧为胰十二指肠前上静脉，背侧为动脉神经外侧层（图2-3-4b）。

Q 清扫的隐患是什么？

▶ 因为胃网膜右静脉的背侧有细小的胰腺分支，所以若能够确认的话，最好事先进行凝固和离断处理。

▶ 有的病例胃网膜右静脉埋在胰腺实质里走行。在这种情况下，不必执着于在根部切断，在进行清扫的基础上离断末梢即可。

Knack 切断十二指肠

● 在切断前修剪周围组织时，注意避免能量设备引起的热损伤，不进行过度的血管处理（确保断端的血流）。

● 在Billroth-Ⅰ法重建时，尽可能保留十二指肠并离断。

● 在Billroth-Ⅱ法和Roux-en Y法重建时，一般建议预先将断端包埋，但也可以通过使用带加强材料的缝合器等进行包埋处理。

Focus Navi

Focus 3 切断胃胰韧带右侧，剥离膈肌脚前方

（一）手术起始点和目标

- 切开小网膜，显露出右侧膈肌脚。
- 在右侧膈肌脚前面锐性切开胃胰韧带右侧，如果能确保膈肌脚前面的游离面，则钝性地插入腹腔镜用小纱布（图2-3-7）。
- 目的在于预先准备胰腺上缘清扫的头侧的"指示标记"。

图 2-3-7 切断胃胰韧带右侧，游离膈肌前面

a：开始切开小网膜时
b：在膈肌脚前面插入纱布
c：纱布插入部位的剖视图

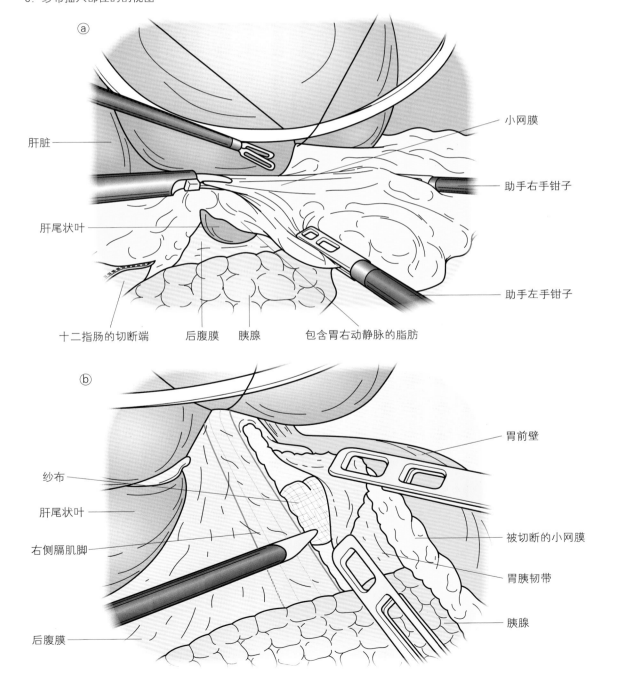

肝脏

小网膜

助手右手钳子

肝尾状叶

助手左手钳子

十二指肠的切断端　后腹膜　胰腺　包含胃右动静脉的脂肪

胃前壁

纱布

肝尾状叶

右侧膈肌脚

被切断的小网膜

胃胰韧带

胰腺

后腹膜

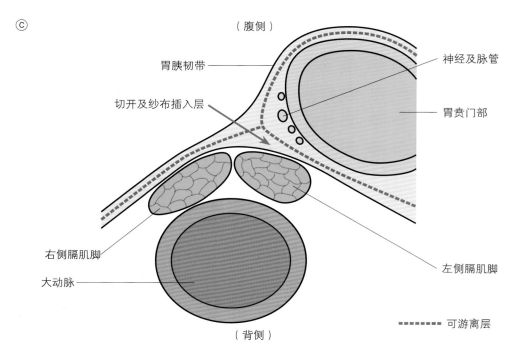

ⓒ

（腹侧）

胃胰韧带

切开及纱布插入层

神经及脉管

胃贲门部

右侧膈肌脚

左侧膈肌脚

大动脉

（背侧）

‑‑‑‑‑‑‑ 可游离层

（二）需要掌握的手术技术

◉ 手术技术概要

  切断胃胰韧带右侧、游离膈肌脚前面的操作是与胰腺上缘清扫有关的实用手术技术，希望大家一定要掌握。切断十二指肠后，开放小网膜（**图2-3-7a**），然后在右侧膈肌脚前面切开胃胰韧带右叶，进而进行膈肌脚前面的游离。

◉ 需要掌握的手术技术的要点

（1）只有右侧膈肌脚前面的腹膜用手术电刀等锐性切开。在不损伤膈肌脚的肌肉纤维的前提下钝性扩大游离层（**■◀ 22**）。

（2）如果能够很好地确保游离层，则沿着游离面插入腹腔镜用小纱布（**图2-3-7b**）。并非将纱布插入头侧，而是插入背侧、尾侧。

■◀ 22

扫视频目录页
二维码

（视频时间 0：27）

（三）评估（Assessment）

Q 如何形成术野？

▶ 为了使右侧膈肌脚前面的腹膜保持张力，需要助手用双手钳子牵拉胃胰韧带右侧的头尾侧（**图2-3-8**）。

▶ 术者将腹腔镜用小纱布插入尾状叶背侧的空间之中，用左手钳子隔着纱布与助手进行反向牵拉。

Q 切断（游离）从什么位置开始？巧妙的入路方法是什么？

▶ 虽然在多数情况下，透过保持张力的腹膜可以看到膈肌脚右下动静脉，但是需要将腹膜在紧靠头侧的位置切开。

▶ 开始用手术电刀切开时，如果在不接触膈肌脚的肌肉本身（因为电刺激造成肌肉收缩的话就过于近了！）的情况下切开，则可以很好地识别游离层。

Q 辨别切断线（游离层）的方法是什么？

▶ 不损伤膈肌脚的肌肉表面就可以确认的层，那就是游离层。

▶ 以1~2 cm的宽度只切开腹膜后，再进行钝性探查，气体就会自然地注入游离层中，游离层就会很容易被辨认出。

Q 切断（游离）到什么程度？标志是什么？

▶ 膈肌脚前面的游离区域范围为自胃左动脉头侧至贲门附近。向食管背侧进行游离则为操作过度（图2-3-9）。

Q 切断（游离）的隐患是什么？

▶ 插入纱布时，如果向头侧插入，就会剥离食管的背侧、食管裂孔和主动脉前面，因此需要注意。

▶ 关于插入方向，始终保持向胃体上部的背侧左侧方向插入即可。

图 2-3-8 术野形成

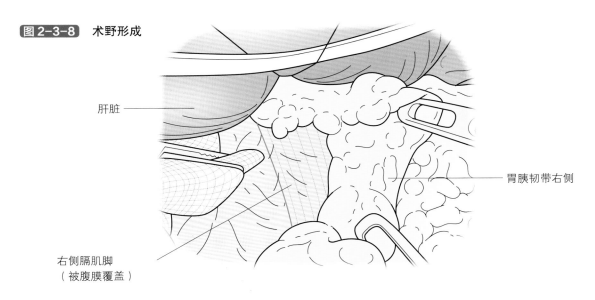

肝脏

胃胰韧带右侧

右侧膈肌脚
（被腹膜覆盖）

图 2-3-9 游离膈肌脚前面

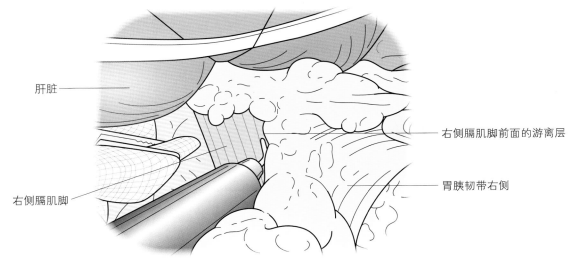

肝脏

右侧膈肌脚前面的游离层

胃胰韧带右侧

右侧膈肌脚

胰腺上缘淋巴结清扫与胃右动静脉的处理：No.8a淋巴结的清扫

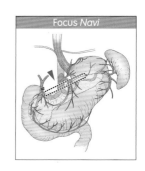

Focus Navi

（一）手术起始点和目标

● 通过向上牵拉胃右动静脉血管蒂并压排胰腺下缘，展开术野。然后，游离肝总动脉前面，切开动静脉根部（图2-3-10）。之后，将No.8a淋巴结的头侧切开，完成清扫。

图 2-3-10　No.8a 淋巴结的清扫

a：No.8a淋巴结的清扫（开始）
b：开始切断位于 No.8a淋巴结与胰腺实质交界处的浆膜

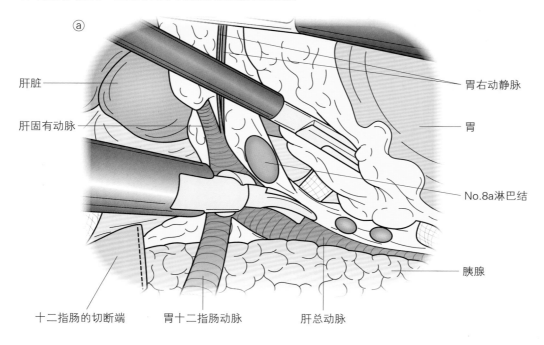

肝脏

肝固有动脉

十二指肠的切断端　　胃十二指肠动脉　　肝总动脉

胃右动静脉

胃

No.8a淋巴结

胰腺

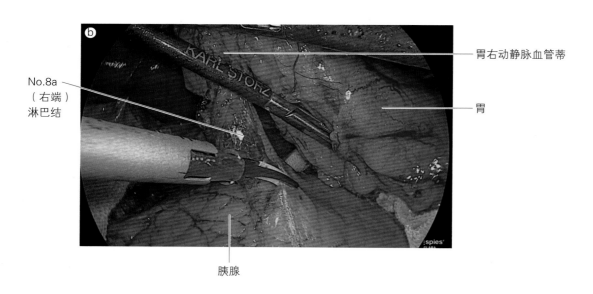

No.8a（右端）淋巴结

胃右动静脉血管蒂

胃

胰腺

（二）需要掌握的手术技术

> ### ⊙ 手术技术概要
>
> 　　进行No.8a淋巴结的清扫，需要从处理胃右动静脉根部开始。适度向上牵拉胃右动静脉血管蒂，游离并扩大No.8a与肝总动脉的神经外侧层。游离至肝固有动脉左侧后，确定并切断胃右动静脉根部，这样No.8a淋巴结的清扫基本与No.5淋巴结的清扫一起完成了。
>
> ### ⊙ 需要掌握的手术技术的要点
>
> （1）利用在No.6淋巴结清扫时已经确定的胃十二指肠动脉前面的游离层，确定肝总动脉正面的游离层（■◀23）。
>
> （2）适当地牵拉胃右动静脉血管蒂，使No.5淋巴结和No.8a淋巴结保持相连状态，然后切开胃右动静脉根部，一气呵成地完成No.8a淋巴结的清扫。

■◀23

扫视频目录页
二维码

（视频时间 0 : 53）

（三）评估（Assessment）

Q 如何形成术野？

▶ 助手的右手钳子持握胃右动静脉血管蒂，助手的左手钳子持握宫腔镜海绵（镜下用海绵），压排胰头部附近的胰腺下缘（图2-3-11）。

▶ 为了能很好地看清楚胃右动静脉前面的游离层，术者的左手随时施加张力。

Q 清扫从什么位置开始？ 巧妙的入路方法是什么？

▶ 将No.6淋巴结清扫时已经确定的胃十二指肠动脉前面的游离层进行展开。

▶ 如果该方法无效，也可以在No.8a淋巴结的前面切开胰腺被膜，使气体进入游离面时，游离面也可以从那里展开。

图 2-3-11　向上抓提胃右动静脉血管蒂，压排胰腺下缘

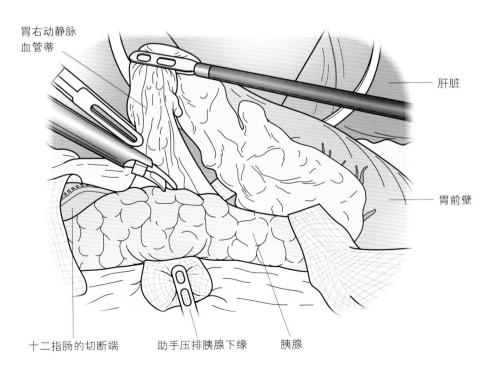

胃右动静脉血管蒂

肝脏

胃前壁

十二指肠的切断端　　助手压排胰腺下缘　　胰腺

Q 鉴别用于清扫的游离层的方法是什么？

▶ 首先确认肝总动脉，然后抓住并上提其正上方的胰腺被膜，就可以容易地看到游离层。

Q 清扫要做到什么位置？标志是什么？

▶ 游离肝总动脉前面的神经外侧层，直至可以看到肝固有动脉左侧。由此，可以安全地游离、确定胃右动静脉根部。

▶ 助手的右手抓提胃右动静脉血管蒂，尽可能地使游离面向胃左动脉方向推进。

Q 清扫的隐患是什么？

▶ 如果切入淋巴结，就会产生出血或淋巴漏，导致难以看清游离层，因此需要注意。

▶ 在张力弱的情况下，很难看清楚游离层，容易切入淋巴结，因此需要不断调整，保持张力。

Knack 显露并处理胃右动静脉根部（No.5淋巴结的清扫）

● 如果可以尽可能地将自肝总动脉至肝固有动脉的神经外侧的游离层延伸至肝脏一侧，那么就可以轻易地在肝固有动脉的左侧确认出胃右动脉的起始端。

● 确认出胃右动脉的根部后，以其为标准，对动脉周围的组织进行处理（**图2-3-12**）。胃右静脉通常较细，多数情况下在胃右动脉的左侧与动脉伴行，因此可以将胃右静脉与周围组织一起凝固切断。

● 处理及切断胃右动脉的根部时，需要注意避免因过度用力牵引而导致出血。另外，要十分注意避免肝动脉的损伤。

图 2-3-12 夹闭切断胃右动脉

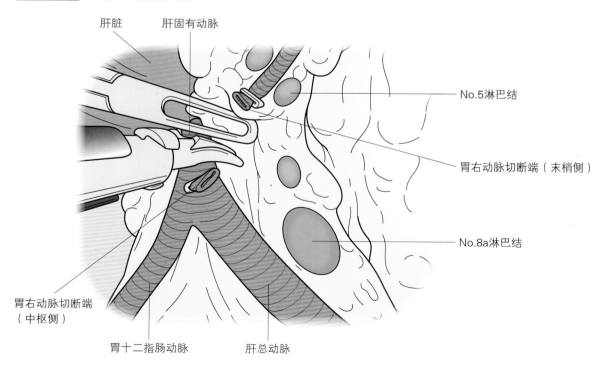

肝脏　　肝固有动脉

No.5淋巴结

胃右动脉切断端（末梢侧）

No.8a淋巴结

胃右动脉切断端（中枢侧）

胃十二指肠动脉　　肝总动脉

Focus 5 ▶ 显露并处理胃左动静脉

（一）手术起始点和目标

● 上提胃胰韧带，沿着神经外侧层（可游离层）进行清扫（图2-3-13）。

Focus Navi

图 2-3-13 显露并处理胃左动静脉

a：上提胃胰韧带，将胰腺向背侧压排，展开视野
b：沿着神经外侧层，根据适当的清扫路线进行清扫
c：切断胃左动脉

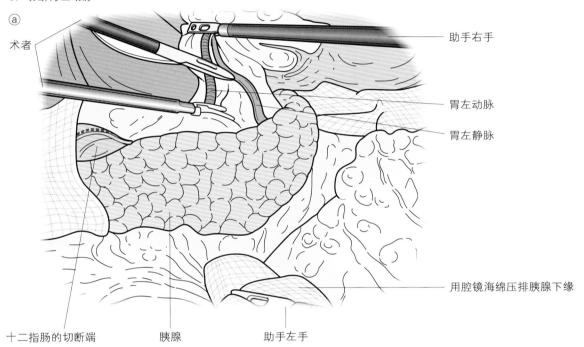

ⓐ
术者
助手右手
胃左动脉
胃左静脉
用腔镜海绵压排胰腺下缘
十二指肠的切断端
胰腺
助手左手

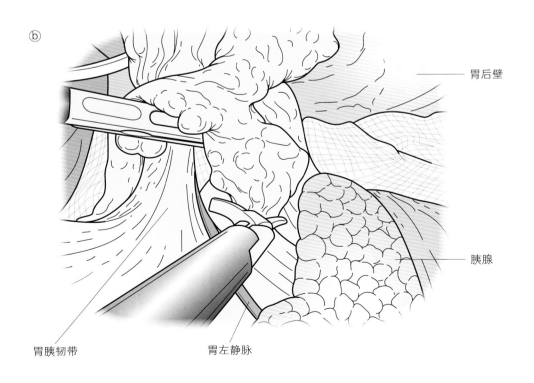

ⓑ
胃后壁
胰腺
胃胰韧带
胃左静脉

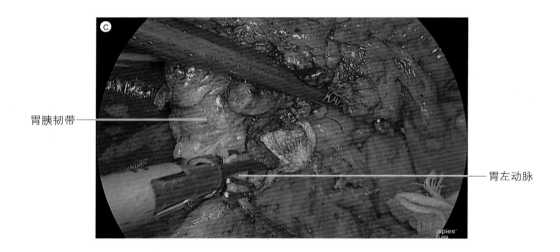

胃胰韧带

胃左动脉

（二）需要掌握的手术技术

● 手术技术概要

　　利用胃左动脉周围的神经外侧层，进行内侧入路操作，确保胰腺上缘淋巴结的背侧操作，并按照适当的清扫路线进行胰腺上缘的胃左动脉两侧的淋巴结清扫。

● 需要掌握的手术技术的要点

（1）游离胃左动脉周围的神经外侧层（特别是在左侧），到达事先插入的纱布的位置，确保胰上缘淋巴结的背侧操作（■◀㉔）。

（2）在预防胰腺损伤的同时，适当压排，确定清扫的"背侧界线"，进行清扫。

■◀㉔

扫视频目录页
二维码

（视频时间2：00）

（三）评估（Assessment）

Q 如何形成术野？

▶ 用助手的右手钳子持握胃胰韧带的中央，向腹侧上提牵拉。另外，用助手的左手钳子持握腹腔镜海绵压排胰腺下缘，形成术野（图2-3-13a）。

▶ 根据脾动脉的走行，用助手的左手抓住脾动脉前面的神经并向背侧牵拉，可以得到良好的术野。

Q 清扫从什么位置开始？巧妙的入路方法是什么？

▶ 将之前操作后的胰腺上缘的游离层继续延伸到胃左动脉的前面，直接在动脉两侧扩大游离。

▶ 操作时，需留心是否到达比胃左动脉的起始部更靠近主干左侧的先前留置于背部的纱布，到达后进行游离直至能够确认膈肌脚（图2-3-13b）。

Q 需要清扫到什么位置？标志是什么？

▶ 关于D1+的清扫，在看到胃左动脉的左上拐角处（脾动脉的分支）后，直接在外侧附近进行清扫。

▶ 关于D2清扫，沿着脾动脉进行游离，清扫到可以确认脾静脉或胰腺实质的位置（No.11p淋巴结）。

▶ 向脾动脉末梢推进的清扫，以看到胃后动静脉为界线。如果万一看不到，则以朝向胃后壁的最短的线为界线。

Q 清扫的隐患是什么？

▶ 有时会出现专注于清扫，导致能量装置烧灼胰腺实质的情况，需要注意。

▶ 有时助手压排胰腺用力过大，会导致胰腺实质被压伤，需要注意。

Knack 胃上部小弯的处理（No.1、No.3淋巴结的清扫）

● 完成胰腺上缘的清扫后，助手将右手钳子持握的胃胰韧带向患者左侧展开，然后对含有迷走神经的贲门组织进行处理。沿着胃壁小心仔细地处理神经和血管，确定No.1和No.3淋巴结的头侧边界。

● 接下来，助手用2把钳子将小网膜如斗牛士斗篷一般上提，术者用左手钳子握住胃壁，形成垂直的面，从胃后壁上将小网膜游离出来。

● 最后，助手用2把钳子持握住胃前壁，术者用左手钳子抓住小网膜，形成水平的面，将小网膜从胃的腹侧切断。

Focus 6 重建（Roux-en Y法重建）

（一）手术起始点和目标

● Treitz韧带到Y袢的距离和上提空肠的距离均为25 cm。空肠切断部的系膜仅为小孔，不进行边缘动静脉的处理（图2-3-14）。

图2-3-14 重建完成

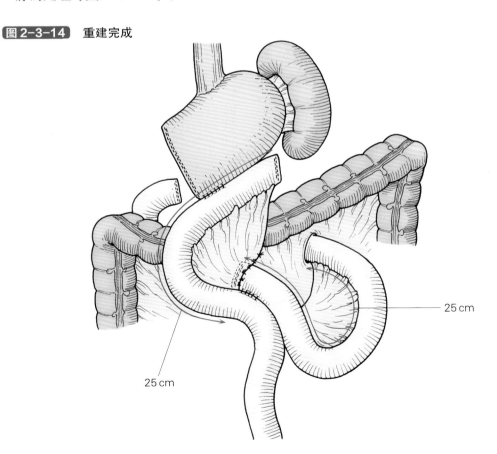

25 cm

25 cm

（二）需要掌握的手术技术

> ◉ **手术技术概要**
>
> 　　在离Treitz韧带25 cm的肛侧空肠系膜近肠壁处开小孔切开，在肛侧25 cm的部位做成Y袢。然后将上提空肠与残胃吻合。吻合全部采用直线型切割缝合器进行，开口采用体腔内缝合或使用直线型切割缝合器缝合关闭。Petersen间隙和Y袢部的肠系膜间隙也必须缝合关闭（📹25）。
>
> ◉ **需要掌握的手术技术的要点**
>
> （1）用直线型切割缝合器进行侧侧吻合，将开口用切割闭合器或者腔内缝合关闭的这一手术技术，Y袢和残胃空肠吻合按同样的方法进行。
>
> （2）Petersen间隙和Y袢部的肠系膜间隙，用不可吸收缝合线缝合关闭。

扫视频目录页
二维码

（视频时间1：29）

（三）评估（Assessment）

Q 进行重建时能否不进行体腔内缝合？

▶ 可以从取出脏器的小开腹切口（肚脐等）处，在直视下做成Y袢。

▶ 在残胃空肠吻合中的直线型切割缝合器关闭共同开口，需要用线缝合约3针支持线，用直线型切割缝合器进行关闭。

Q 关闭切割闭合器的插入孔是连续缝合？还是间断缝合？

▶ 无论选择哪种缝合方式都可以，但是如果使用倒刺缝合线（推荐3-0，15 cm），就不需要结扎，可以通过连续缝合来进行关闭。

▶ 一层缝合或两层缝合都可以。

Q Petersen 间隙需要关闭到什么位置？标志是什么？

▶ 将横结肠系膜向头侧上提，将后叶与上提的空肠系膜从尾侧向头侧进行缝合关闭。

▶ 虽然关闭至横结肠，但在仍残留有大网膜时，最后将大网膜拉近缝合，尽可能地填补一些空间。

四 问题解答（Trouble shooting）

● 关于腹腔镜下幽门侧胃切除术中的问题解答分为两个方面，分别为：①术中出血；②胰腺损伤。

（一）术中出血

Q 术中出血的好发部位是哪里？

▶ 脾被膜出血。

▶ 清扫淋巴结、脂肪组织、胰腺实质所引起的出血。

▶ 虽然不是好发部位，但一旦出血则难以处理的脾静脉出血（图2-3-15）（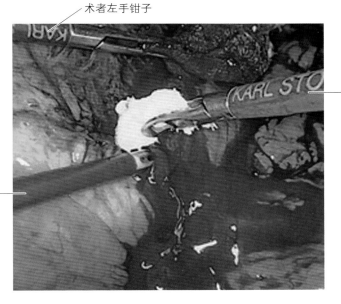 26）。

Q 术中出血的原因是什么？

▶ 在展开脏器过程中，由于过度牵拉导致出血。

▶ 强行向组织中插入分离钳或能量器械导致出血。

▶ 由于能量器械使用不当导致出血。

Q 术中出血的预防措施是什么？

▶ 尽可能地将助手的钳子放在视野中，或者在不能进入视野时需不时俯视以确认助手钳子的位置。

▶ 将分离钳在闭合状态下谨慎插入，不随意打开。

▶ 在容易出血的组织中，如果使用能量器械，不要变动操作轴（不要压切或捻切）。

扫视频目录页二维码

（视频时间3：08）

图2-3-15 清扫胰腺上缘时的脾静脉出血

图为清扫胰腺上缘时，出现脾静脉出血的病例。用术者左手钳子夹持压迫纱布，术者右手钳子夹持带纽扣电极的吸引管，助手右手钳子夹持组织黏附膜，尝试止血。

术者左手钳子

助手右手钳子

术者右手钳子

Q 术中出血时的应对措施是什么?

▶ 如果是由于组织张力过大导致的出血,可以予以缓解张力的处置。但是,需要在基本保持术野的基础上予以处置:

● 如果是渗出性出血,首先考虑用纱布压迫;如果出血点是比较粗的血管,则考虑用钳子前端夹闭。

● 在血液存积难以确认出血点的情况下,使用吸引管尽快确认出血点。

● 对于难以通过压迫止住的静脉性出血,可使用带纽扣电极(柔凝)的吸引管边吸引边凝固,大多数情况下可以止血。

(二)胰腺损伤

Q 术中胰腺损伤的好发部位是哪里?

▶ 在淋巴结清扫时,能量器械对胰头部和胰腺上缘的实质表面造成热损伤,这是导致胰腺损伤的一大主要原因。

▶ 当助手对胰腺进行压排时,有时可能会损伤胰体部和胰腺下缘实质。如图2-3-16所示,建议可以压排胰腺下缘附近,使胰腺翻转。

Q 术中胰腺损伤的原因是什么?

▶ 能量器械的热量造成的损伤。

▶ 器械直接压迫造成的损伤。

图2-3-16 对胰腺进行保护性压排

基本原则为不使胰腺出血及挫伤。如图所示,最为理想的情况是用纱布或腔镜海绵压排胰腺下缘附近,使其翻转。

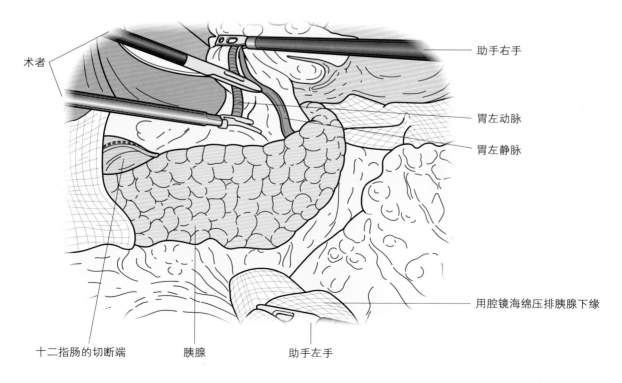

术者

助手右手

胃左动脉

胃左静脉

用腔镜海绵压排胰腺下缘

十二指肠的切断端　　　胰腺　　　助手左手

Q 术中胰腺损伤的预防措施是什么?

▶ 在使用能量器械时注意不要直接接触胰腺实质。使用过后的余热也需要加以注意。

▶ 避免压排胰腺实质。压排时,不要直接用钳子进行压排,而是要通过纱布或腔镜海绵等轻轻地进行压排(■◀27)。

▶ 在胰腺下缘附近,使用纱布等向尾侧背侧进行压排(翻转胰腺)也是有效果的。

■◀27

扫视频目录页
二维码

(视频时间1:15)

Q 术中发生胰腺损伤时的应对措施是什么?

▶ 当胰腺实质渗血时,首先使用纱布压迫止血。

▶ 将纱布类型的止血剂切成适当的大小后进行贴附,然后压迫纱布进行止血,则出血很容易止住。

▶ 使用带纽扣电极(柔凝)的吸引管进行柔凝也是一种选择,但是要注意过度的凝固会造成胰漏。

◆ 参考文献

[1] 日本胃癌学会编: 胃癌治療ガイドライン 医師用 2018年1月改訂 第5版. 金原出版, 東京, 2018.
[2] Inaki N, Etoh T, Ohyama T, et al: A Multi-institutional, Prospective, Phase II Feasibility Study of Laparoscopy-Assisted Distal Gastrectomy with D2 Lymph Node Dissection for Locally Advanced Gastric Cancer(JLSSG0901). World J Surg 2015; 39: 2734-2741.

专栏

【选择开腹手术还是腹腔镜手术?】

1991年,日本大分大学的北野正刚先生开展了世界上首例腹腔镜下胃切除术。而笔者在成为外科医师的1997年,还根本不可能知道有那样尖端的手术技术。尽管如此,我在不知不觉中被内镜外科手术所吸引,不知不觉中开始致力于开展腹腔镜下胃切除术,现在也在开展着胃全切除术和针对进展期胃癌的腹腔镜手术。在当今时代,腹腔镜下胃切除术已经基本定型,年轻的外科医师也开始学习腹腔镜下胃癌手术。与通过腹腔镜下胆囊切除术来学习胆切除时代的开端一样,同样的事大概也适用于现在的胃切除术。关于"选择开腹手术还是腹腔镜手术?"这一问题,在大肠切除术和胃切除术中已经进行了RCT,证据也被明确。总有一天,这样的问题可能会成为过时的临床问题。随着时代的变迁,关于今后应该"选择开腹手术还是腹腔镜手术?"这一问题,在现在竟成为了我的临床问题之一,让人有种恍如隔世的感觉。我希望自己可以在期待着10年后的外科手术变革的同时,走完外科医师生涯的后半段。

第四节 腹腔镜下贲门侧胃切除术

西﨑　正彦 岡山大学大学院医歯薬学総合研究科消化器外科学

> **! 掌握手术技术的要点**
>
> 1. 在胃大弯左侧的淋巴结清扫，特别是在 No.4sb、No.4sa 淋巴结的清扫中，需要避免损伤脾脏及脾门处血管造成的出血及脾脏缺血。
> 2. 通过将小网膜大幅度打开先行清扫胃小弯淋巴结（No.3a）的操作，即使不能像贲门侧胃切除术那样切断十二指肠，也可以确保与幽门侧胃切除同等的胰腺上缘的视野。
> 3. 在注意不损伤胃右动脉的同时，清扫包括 No.8a 淋巴结在内的胰腺上缘淋巴结。

一　术前准备

（一）手术适应证与禁忌证（临床判断）

1. 适应证

- 局限于胃体上部（U区域）的早期癌。
- 残胃的大小在1/2以上（如有可能，约为2/3）的情况。

2. 禁忌证

- 未分化癌、低分化癌的病变范围不明确的情况。
- 判断为进展期癌的可能性较高的情况。

（二）术中体位与器械（图2-4-1）

- 头侧上抬体位（约15°），分腿体位。
- 因肥胖等原因难以展开脾门处的视野时，采用左高右低体位。
- 之所以选择这样的体位，是因为在利用重力使脏器向尾侧移动的同时，也利于扶镜手较容易地形成良好的视野。

（三）腹壁切口（图2-4-2）

- 在脐纵切口插入12 mm腹腔镜用戳卡。分别在右上插入5 mm操作用戳卡，右下插入12 mm操作用戳卡，左上插入5 mm操作用戳卡，左下插入5 mm操作用戳卡。特别是右下12 mm戳卡插在偏向头侧正中的位置，以便于No.4sa、 No.11p淋巴结的清扫以及食管周围及之后的吻合操作。

（四）围术期的要点

1. 术前管理

- 准确把握肿瘤的范围。特别是把握有无食管浸润、向肛侧的扩展情况十分重要。也可考虑放置标记夹，通过X线摄影进行确认。

- 由于贲门侧胃切除术是保留功能的手术，因此需事先询问患者术前有无反流症状等。

2. 术后管理

- 在留置了引流管的情况下，需要确认是否存在胰漏。

- 注意有无反流症状及早期残胃溃疡的发病情况。

图2-4-1 体位与器械

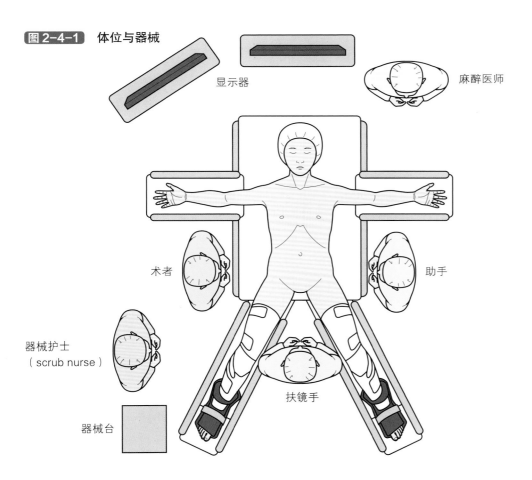

显示器

麻醉医师

术者

助手

器械护士
（scrub nurse）

扶镜手

器械台

图2-4-2 腹壁切口

a：戳卡的留置位置
b：术后腹壁照片

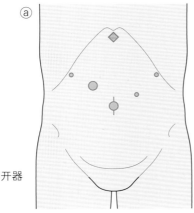

ⓐ

○ 5 mm

◯ 12 mm

◇ 内森逊牵开器
　插入孔

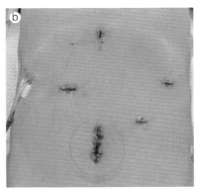

ⓑ

二 手术操作步骤

（一）手术步骤的注意事项

● 标准的手术步骤如下所示。

● 第一个难点是No.4sb~No.4sa淋巴结的清扫。在肥胖病例手术中和脾周围有粘连的情况下，确保术野及设定切断线大多比较困难。有必要不急不躁地仔细辨别切断线。另外，如果能充分将大网膜与横结肠的粘连、胃的背侧与胰腺及横结肠系膜之间的粘连剥离至前庭部附近，就能够容易地将胃从脐部的切口牵拉到体外。将大幅度打开小网膜，可以在与幽门侧胃切除术同等的视野下进行胰腺上缘淋巴结清扫。

（二）实际手术步骤

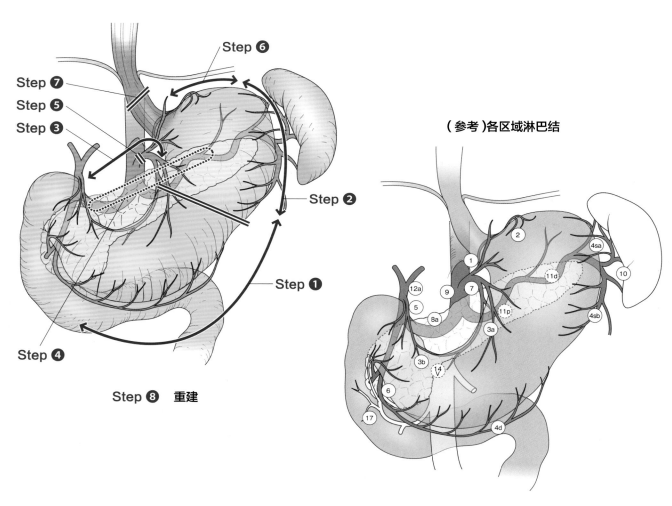

Step ❽ 重建

（参考）各区域淋巴结

（日本胃癌学会编: 胃癌取扱い規約　第15版. 金原出版, 東京, 2017. より引用改变）

[<u>Focus</u> 表示本章中要讲解和学习的手术技巧（后有详述）]

Step ❶　切开胃结肠韧带（大网膜）

Step ❷　清扫胃大弯左侧淋巴结（**No.4sb**、
　　　　　No.4sa）（图A）

(p. 122)　　a. 显露及处理胃网膜左动静脉 <u>Focus 1</u> ▶

　　　　　b. 显露及处理胃短动静脉（发自脾动脉下极
　　　　　　支的分支）

(p. 124)　　c. 切开胃脾韧带，显露及处理胃短动静脉（由
　　　　　　脾上极动脉或脾动脉上极支发出的分支）
　　　　　　<u>Focus 2</u> ▶

Step ❸　小网膜开窗，清扫No.3a淋巴结（图B）
(p. 126)　<u>Focus 3</u> ▶

Step ❹　清扫胰腺上缘淋巴结
(p. 128)　a. No.8a淋巴结的清扫（图C）<u>Focus 4</u> ▶

　　　　　b. No.9 淋巴结的清扫

(p. 130)　c. No.11p 淋巴结的清扫 <u>Focus 5</u> ▶

Step ❺　显露及处理胃左动静脉

Step ❻　显露及处理食管贲门分支（No.2淋巴结
　　　　　的清扫）

Step ❼　游离食管周围，切断食管

Step ❽　重建：食管残胃吻合（双肌瓣重建法）
(p. 132)
　<u>Focus 6</u> ▶

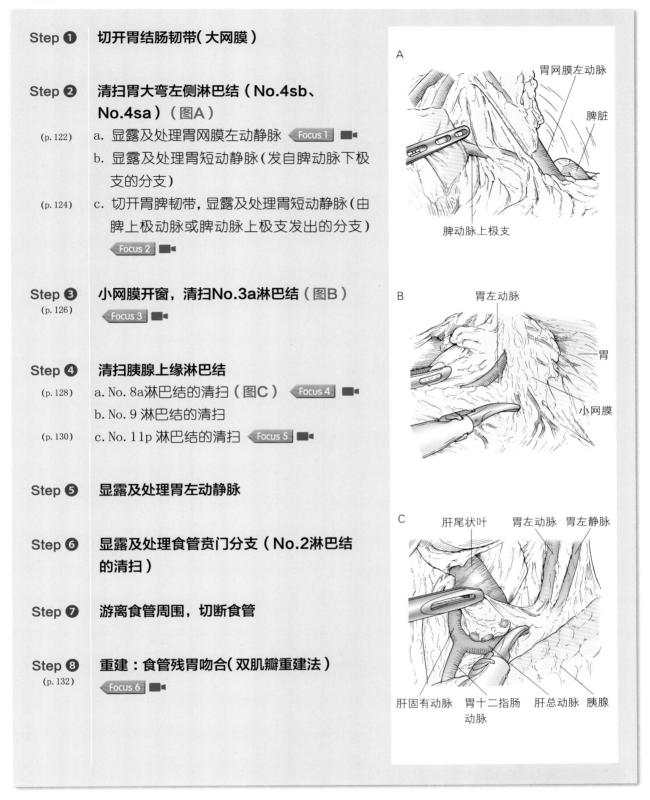

A
胃网膜左动脉
脾脏
脾动脉上极支

B
胃左动脉
胃
小网膜

C
肝尾状叶　胃左动脉　胃左静脉
肝固有动脉　胃十二指肠　肝总动脉　胰腺
　　　　　　动脉

121

三 掌握手术技术

关注前述"手术步骤"中需要掌握的手术技巧！

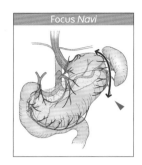
Focus Navi

Focus 1 清扫胃大弯左侧淋巴结（No.4sb、No.4sa）：显露及处理胃网膜左动静脉

（一）手术起始点和目标

- 显露及处理胃网膜左动静脉（图2-4-3）。

图 2-4-3 显露及处理胃网膜左动静脉

a：确定胃网膜左动静脉
b：切断胃网膜左动静脉

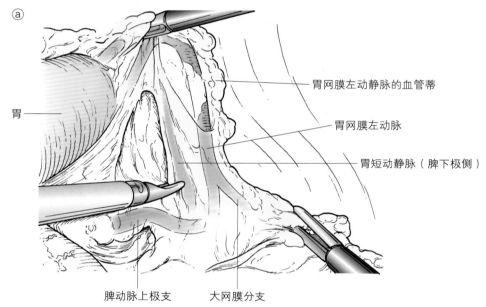

ⓐ

胃

胃网膜左动静脉的血管蒂

胃网膜左动脉

胃短动静脉（脾下极侧）

脾动脉上极支　　大网膜分支

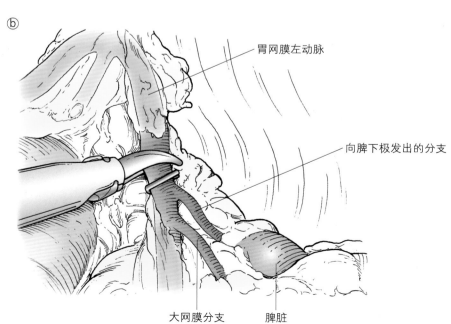

ⓑ

胃网膜左动脉

向脾下极发出的分支

大网膜分支　　脾脏

（二）需要掌握的手术技术

> ◉ **手术技术概要**
>
> 　　将大网膜从右侧向左侧推进切开，确定胃网膜左动静脉的位置。No.4sb淋巴结的定义为沿着胃网膜左动脉与胃大弯第1分支的淋巴结，根部为No.10淋巴结，因此需要在第1分支分叉部与根部之间显露并处理血管（■◀ 28）。
>
> ◉ **需要掌握的手术技术的要点**
>
> （1）牵拉胃网膜左动静脉的血管蒂，确认脾下极侧的胃短动静脉。胃网膜左动脉与其胃短动脉的交点处存在脾动脉或脾动脉下极支。
>
> （2）在典型病例中，在脾下极的高度附近有大网膜分支以及为一部分脾下极提供营养的血管分支，如有可能，应在保留这一部分血管的基础上显露及处理胃网膜左动静脉。

■◀ 28
扫视频目录页
二维码

（视频时间3∶08）

（三）评估（Assessment）

Q 如何形成术野？

▶ 助手用右手钳子垂直牵拉胃侧的胃网膜左动静脉血管蒂，用左手钳子将胃网膜左动静脉根部附近向左侧展开。术者用左手钳子将胃后壁向右侧展开，则可见脾下极侧的胃短动静脉的走行情况（图2-4-3a）。

▶ 通过腹腔镜从背侧进行观察，则容易看清楚血管的走行（因为血管存在于网膜囊一侧）。

Q 从哪里开始切断？

▶ 确认胃网膜左动静脉第1分支的分叉处。

▶ 在脾下极的高度，切开大网膜与胃网膜左动静脉周围组织。

Q 如何设定切断线？

▶ 如果大网膜分支比脾下极的位置更靠中枢侧，则应保留。如有可能，为一部分脾下极提供营养的分支也应保留下来。

▶ 在胃网膜左动静脉第1分支的分叉处的中枢一侧，进行夹闭切断（图2-4-3b）。

Q 切断的窍门是什么？

▶ 窍门是在胃网膜左动静脉的左侧滑入超声切割止血刀（LCS）的组织垫片。反之在右侧，则容易以一定的角度滑入刀头。

▶ 多数情况下只在中枢一侧进行夹闭。

Q 切断的隐患是什么？

▶ 将胃网膜左动静脉在根部予以切断时（根部为No.10淋巴结），如果没有从脾动脉充分地游离出来的话，则有可能会损伤脾动脉或脾动脉下极支。

▶ 在这种情况下，大网膜分支则很难被保留下来。而且，脾下极的一部分容易出现缺血现象。

清扫胃大弯左侧淋巴结（No.4sb、No.4sa）：切开胃脾韧带，显露及处理胃短动静脉（由脾上极动脉或脾动脉上极支发出的分支）

（一）手术起始点和目标

- 切断由脾上极动脉（脾动脉早期分支）或脾动脉上极支发出的胃短动静脉（图2-4-4）。

图2-4-4 **显露及处理胃短动静脉**

a：显露脾上极右侧
b：切断胃短动静脉

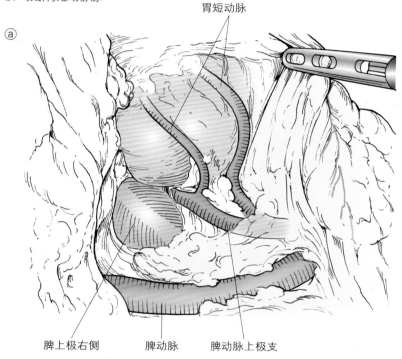

胃短动脉

ⓐ

脾上极右侧　　脾动脉　　脾动脉上极支

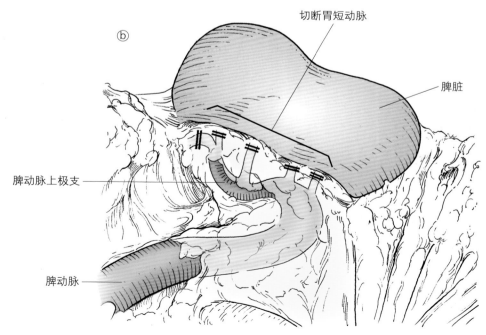

切断胃短动脉

ⓑ

脾脏

脾动脉上极支

脾动脉

（二）需要掌握的手术技术

> ### ◉ 手术技术概要
>
> 　　从脾动脉下极支发出的胃短动脉比较容易在根部附近被切断，但是切断从脾上极动脉（脾动脉早期分支的动脉）或脾动脉上极支发出的胃短动脉则难度较大。因此，通过将胃穹隆部后壁从后腹膜下筋膜游离出来，显露出脾上极右侧，则容易确定胃短动静脉根部附近的位置（🎥29）。
>
> ### ◉ 需要掌握的手术技术的要点
>
> （1）在胃后动脉附近将脾动脉头侧的融合筋膜切开，将胃穹隆部后壁从后腹膜下筋膜也就是Gerota筋膜游离出来。
>
> （2）确认脾上极右侧，确认从脾上极动脉或者脾动脉上极支发出的胃短动静脉，在靠近根部的安全的部位进行切断。

🎥29

扫视频目录页
二维码

（视频时间2：24）

（三）评估（Assessment）

Q 如何形成术野？

▶ 助手用右手钳子抓住并牵拉胃穹隆部大弯线，用左手钳子将胰腺向尾侧牵拉。

▶ 术者用左手钳子将胃后壁向右牵拉，拓展术野。

Q 游离从哪里开始？巧妙的入路方法是什么？

▶ 在胃后动脉附近，游离胃与胰腺之间的融合筋膜，使胃后壁显露出来。

▶ 这时，可以将胃后动脉在脾动脉分叉处附近予以切断。

Q 如何设定切断线？

▶ 显露出脾上极右侧，确认脾上极动脉或者是脾动脉上极支的走行（图2-4-4a）。

▶ 由于脾门处血管走行变化较多，需要充分观察后设定切断线。

Q 需要切断到什么位置？标志是什么？

▶ 胃短动静脉的根部为No.10淋巴结，因此为了进行安全的切断操作，需要将切断线设定在稍微离开根部一些的部位（图2-4-4b）。

▶ 想要将胃短动脉在根部切断时，需要将其从脾动脉上显露出来，一边谨慎地显露出脾上极动脉或脾动脉上极支，一边确定胃短动脉的根部。

Q 切断的窍门是什么？

▶ 确认从脾上极动脉或脾动脉上极支发出的流入脾实质的分支，注意避免将其损伤。

▶ 虽然需要剥离胃短动静脉的左、右两侧，但为了不使血管过于暴露，在稍微带有周围组织的状态下用超声切割止血刀进行切开则不会导致出血。

Q 切断的隐患是什么？

▶ 在切开胃短动静脉根部时，会损伤脾脏、脾上极动脉或脾动脉上极支，导致出血或脾脏大面积缺血。

▶ 在脾上极和胃壁粘连时，在处理血管之前需要先剥离粘连。

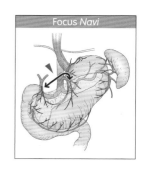

Focus 3 小网膜开窗，清扫No.3a淋巴结

（一）手术起始点和目标

● 将小网膜进行较大的开窗，清扫胃小弯 No.3a 淋巴结（图2-4-5）。

图2-4-5 小网膜开窗与 No.3a 淋巴结的清扫

a：小网膜开窗
b：No.3a淋巴结的清扫（开始）
c：No.3a淋巴结的清扫（结束）

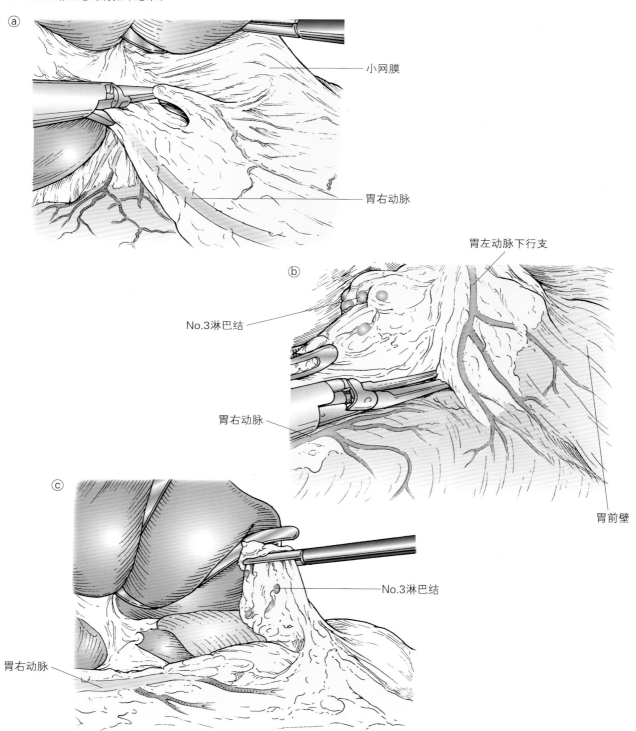

ⓐ

小网膜

胃右动脉

ⓑ

胃左动脉下行支

No.3淋巴结

胃右动脉

胃前壁

ⓒ

No.3淋巴结

胃右动脉

（二）需要掌握的手术技术

◉ 手术技术概要

将小网膜从胃右动脉头侧沿迷走神经肝支至食管附近大幅度打开。接着沿着胃右动脉一直开窗至到达胃壁的位置。确定No.3a淋巴结与No.3b淋巴结的边界，将No.3a淋巴结从尾侧向头侧进行清扫。通过该操作，可以确保接下来的胰腺上缘淋巴结清扫的视野，并实现No.3a淋巴结的确切清扫（■◀ 30 ）。

扫视频目录页
二维码

（视频时间3：56）

◉ 需要掌握的手术技术的要点

（1）因为胃右动静脉需要完全被保留下来，所以不要直接抓住胃右动静脉，而是要抓住附近的小网膜并开窗。

（2）在No.3a淋巴结清扫操作中，谨慎地切断从胃左动静脉发出的胃支。注意不要损伤胃壁。

（三）评估（Assessment）

Q 如何形成术野？

▶ 用助手的右手钳子抓住小网膜头侧，用助手的左手钳子抓住胃角部附近的小网膜，再用术者的右手钳子抓住胃右动脉头侧的小网膜，使之形成一个面。

▶ 在No.3a淋巴结清扫操作时，用助手的右手钳子、术者的左手钳子使胃小弯平面化，用助手的左手钳子将胃壁向左侧牵拉，调整切断线，使之与术者右手的超声切割止血刀的轴一致。

Q 从哪里开始切断？巧妙的入路方法是什么？

▶ 从透明的稀疏部位开始进行小网膜的开窗（图2-4-5a）。

▶ 在No.3a淋巴结清扫操作时，需要仔细观察胃左动脉下行支与胃右动脉发出的分支的血管结构，从该边界开始朝向头侧进行切断（图2-4-5b）。

Q 如何设定切断线？

▶ 关于小网膜的开窗，需要注意在不损伤胃右动脉的同时进行操作。首先，沿着迷走神经肝支切开至食管，然后平行于胃右动脉切开至胃壁。

▶ 关于No.3a淋巴结清扫，首先沿胃前壁从尾侧向头侧推进切开，在完成胃小弯游离之后，沿着胃后壁切开（图2-4-5c）。

Q 需要切断到什么位置？标志是什么？

▶ 在胃左动脉上行支的范围内进行清扫，前壁清扫至与No.1淋巴结的交界处附近。

▶ 后壁侧予以切开至胃左动脉附近。

Q 切断的窍门是什么？

▶ 仔细剥离胃支，在准确切开的同时注意防止超声切割止血刀对胃壁造成热损伤。

▶ 为了使超声切割止血刀的轴与切断线保持一致，需要配合助手和呼吸拓展术野。

Q 切断的隐患是什么？

▶ 如果在胃支背侧游离不充分的状态下进行切断操作，则有可能引起出血。

▶ 因为在清扫时有可能会损伤胃壁，这一点需要注意。

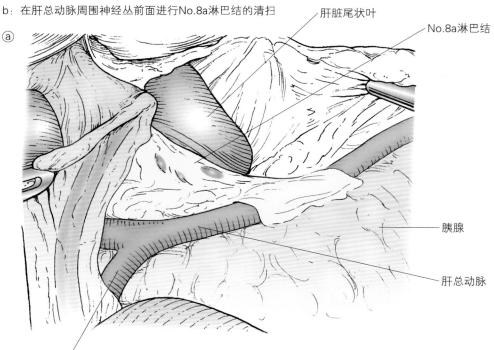

Focus4 清扫胰腺上缘淋巴结：No.8a淋巴结的清扫

（一）手术起始点和目标

● 保留胃右动脉，进行No.8a淋巴结的清扫（图2-4-6）。

图 2-4-6 No.8a 淋巴结的清扫

a：在较大开窗的胃小弯处的视野
b：在肝总动脉周围神经丛前面进行No.8a淋巴结的清扫

ⓐ

肝脏尾状叶

No.8a淋巴结

胰腺

肝总动脉

胃十二指肠动脉

No.8a淋巴结

ⓑ

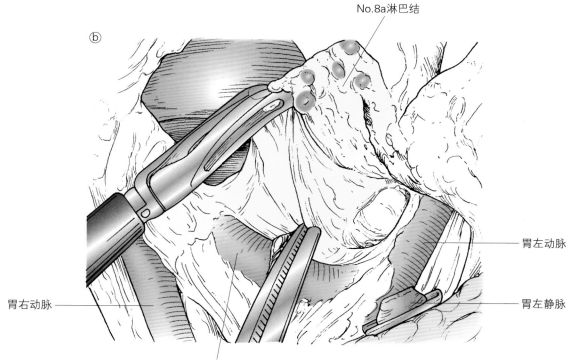

胃右动脉

胃左动脉

胃左静脉

肝总动脉（肝总动脉周围神经丛前面）

（二）需要掌握的手术技术

> ◉ **手术技术概要**
>
> 　　在进行较大的开窗的胃小弯处，以良好的视野进行胰腺上缘淋巴结清扫。在No.8a淋巴结与胃右动脉之间仔细游离，显露出肝总动脉周围神经丛，接着在胰腺上缘与No.8a淋巴结之间一边显露出神经丛前面一边游离，进行No.8a淋巴结清扫（■◀ 31）。
>
> ◉ **需要掌握的手术技术的要点**
>
> （1）掌握在保留胃右动静脉的情况下进行No.8a淋巴结清扫的拓展术野的手术技术。
>
> （2）仔细剥离神经丛前面，显露出走行于肝总动脉周围神经丛前面的神经束。

■◀ 31

扫视频目录页
二维码

（视频时间 3:21）

（三）评估（Assessment）

Q 如何形成术野？

▶ 用助手的右手钳子牵拉胃左动脉的血管蒂，用助手的左手钳子夹持纱布或海绵，将胰腺向尾侧轻轻牵拉。

▶ 用术者的右手钳子将胃右动脉向右侧牵拉（图2-4-6a）。

Q 从哪里开始切断？巧妙的入路方法是什么？

▶ 游离胃右动脉根部附近与No.8a淋巴结的边界，显露出肝总动脉周围神经丛前面。

Q 如何设定切断线？

▶ 腹侧以No.8a淋巴结与胰腺上缘的边界为切断线。

▶ 背侧以右侧膈肌脚上缘的延长线为切断线。

Q 需要切断到什么位置？标志是什么？

▶ 在前面，从胃右动脉根部附近开始清扫至显露出脾动脉周围神经丛为止。

▶ 在上面，清扫至将走行于肝总动脉周围神经丛的头侧的粗神经束完全显露出来为止。

Q 切断的窍门是什么？

▶ 不直接夹持胃右动脉，而是将周围组织向右侧牵拉。将No.8a淋巴结稍微向左侧牵拉，首先在其中间切开。

▶ 仔细地剥离神经丛前面与淋巴结间隙的疏松结缔组织（图2-4-6b）。

Q 切断的隐患是什么？

▶ 如果小网膜的开窗不充分，就很难展开视野。因此，在这种情况下需要重新充分地打开小网膜。

▶ 当流入No.8a淋巴结的血管受到损伤时，会引起意想不到的出血，这一点需要注意。

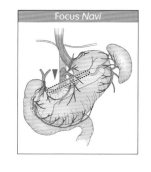

Focus 5 ▸ 清扫胰腺上缘淋巴结:No.11p淋巴结的清扫

（一）手术起始点和目标

● 显露出脾动脉神经丛的神经束与背侧边界，进行No.11p淋巴结的清扫（图 2-4-7）。

图 2-4-7 No.11p 淋巴结的清扫

a：脾动脉神经丛前面的游离与神经束
b：No.11p淋巴结背侧边界的游离

ⓐ

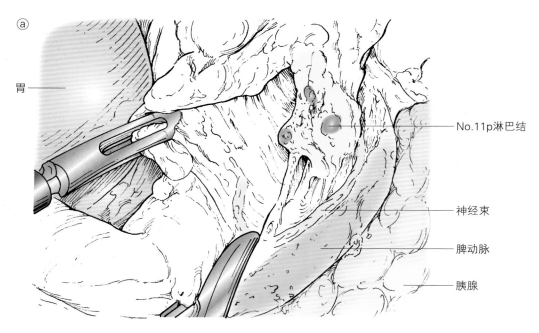

胃

No.11p淋巴结

神经束

脾动脉

胰腺

ⓑ

No.11p淋巴结

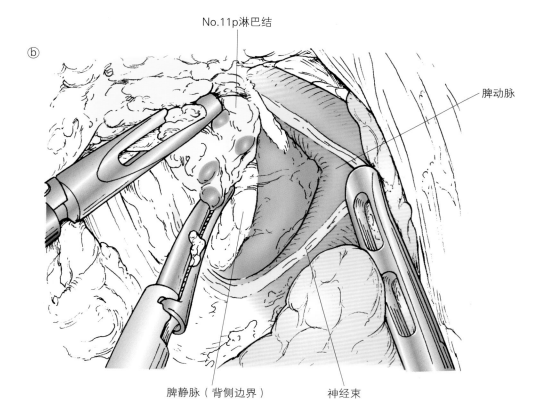

脾动脉

脾静脉（背侧边界）　神经束

130

（二）需要掌握的手术技术

> ◉ **手术技术概要**
>
> 　　通常，在切断胃左动脉之后进行No.11p淋巴结清扫。剥离脾动脉周围的脾动脉神经丛前面，显露走行于头侧的神经束。由于该神经束与左侧腹腔神经节汇合，因此可以将No.11p淋巴结的背侧边界周围显露出来。接下来确认脾静脉或胰腺，将其前面作为No.11p淋巴结的背侧而切断（ 32）。
>
> ◉ **需要掌握的手术技术的要点**
>
> （1）在覆盖脾动脉的脾动脉神经丛前面，显露出头侧的神经束。
> （2）显露出作为No.11p淋巴结背侧边界的脾静脉。

▶◀ 32

扫视频目录页
二维码

（视频时间 2∶34）

（三）评估（Assessment）

Q 如何形成术野？

▶ 用助手的右手钳子将胃后壁向尾侧牵拉，用助手的左手钳子持握纱布或海绵，轻轻地将胰腺向尾侧牵拉。

▶ 用术者的右手钳子牵拉与No.11p淋巴结相连接的融合筋膜。

Q 从哪里开始切断？巧妙的入路方法是什么？

▶ 在脾动脉根部显露出脾动脉神经丛前面，显露出向头侧走行的神经束（图2-4-7a）。

Q 如何设定游离层面？

▶ 用助手的左手将神经束向尾侧牵拉，使No.11p淋巴结朝向背侧显露出来。

Q 需要切断到什么位置？标志是什么？

▶ 由于脾静脉或胰腺实质会显露出来，因此将其作为No.11p淋巴结的背侧边界。

Q 清扫的窍门是什么？

▶ 用术者的左手牵拉No.11p淋巴结，在其与脾静脉或者胰腺之间用超声切割止血刀予以切开（图2-4-7b）。

Q 清扫的隐患是什么？

▶ 因为脾静脉前面为深部操作，所以需要注意避免造成出血。

▶ 牵拉No.11p淋巴结容易导致融合筋膜撕裂，因此需要注意。

重建：食管残胃吻合（双肌瓣重建法）

（一）手术起始点和目标

● 细致地制作残胃前壁的浆膜肌瓣，使用双肌瓣重建法进行重建（图2-4-8）。

图2-4-8 **双肌瓣重建**

a：制作浆膜肌瓣
b：食管残胃吻合
c：缝合肌瓣

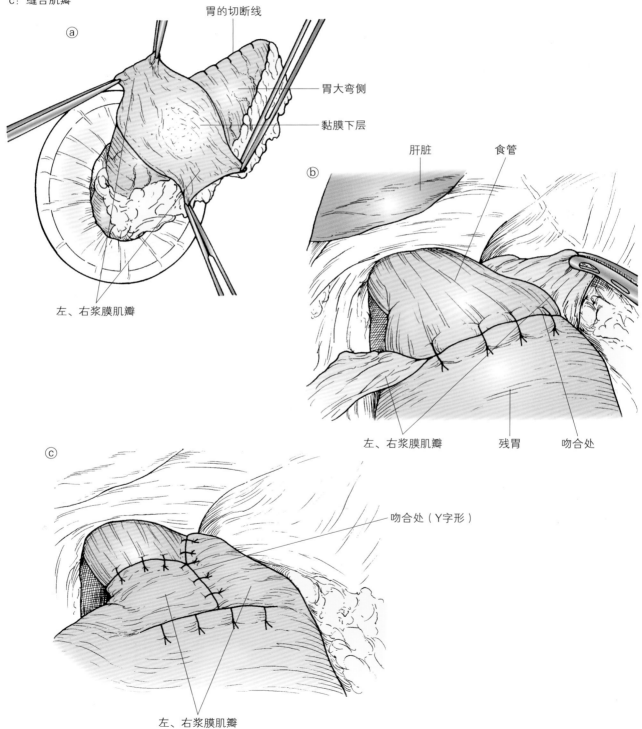

（二）需要掌握的手术技术

◉ 手术技术概要

切断食管后，将脐部切口扩大至4 cm，安装创口牵开器，将胃提出至体外。确认肿瘤位置后切开胃，进行贲门侧胃切除术操作。在残胃前壁制作横2.5 cm、纵3.5 cm的横H形浆膜肌瓣，在其黏膜面远侧制作吻合孔后，回到腹腔内重新建立气腹。回到腹腔镜下的操作，在牵拉食管的状态下，在距食管断端约5 cm的食管后壁与形成了肌瓣的上缘浆膜肌层缝合4针进行固定。吻合的后壁采用食管全层胃黏膜连续或间断缝合，前壁黏膜采用连续缝合，浆膜肌层采用间断缝合。最后，将肌瓣从左右缝成Y字形，重建结束（■◀ 33）。

■◀ 33

扫视频目录页
二维码

（视频时间 2 : 56）

◉ 需要掌握的手术技术的要点

（1）在残胃前壁制作横H形的浆膜肌瓣。
（2）食管残胃吻合时注意避免引起狭窄。
（3）覆盖吻合处，以Y字形缝合浆膜肌瓣。

（三）评估（Assessment）

Q 制作浆膜肌瓣的窍门是什么？

▶ 将浆膜肌层一点点切开，到达肌层与黏膜下层之间的疏松结缔组织。

▶ 剥离疏松结缔组织的同时，注意不要损伤黏膜下层的血管。

Q 固定食管的注意事项是什么？

▶ 当食管的长度变短时会产生食管胃反流，因此需要将腹部食管充分剥离并进行固定。

Q 食管残胃吻合的窍门是什么？

▶ 由于连续缝合过紧会导致狭窄，所以不要进行过度的收紧。

▶ 如果间断缝合过紧也会造成瘢痕性狭窄，因此腹腔镜下的打结技术需要掌握与开放手术中用手指直接进行打结时相同的手感。

Q 浆膜肌瓣缝合的注意事项是什么？

▶ 如果缝合时边距过大会导致狭窄，因此只需达到将左、右的肌瓣能够合在一起的程度，缓慢地包裹吻合处进行缝合。

四 问题解答（Trouble shooting）

● 关于腹腔镜下贲门侧胃切除术中的问题解答分为两个方面，分别为：①术中出血；②胰腺损伤。

（一）术中出血

Q 术中出血的好发部位（原因）是哪里？

▶ 术中出血的好发部位（原因）为脾损伤。

Q 术中出血的原因是什么？

▶ 最常见的情况是不小心牵拉脾周围的粘连，引起脾脏的被膜损伤（图2-4-9）。

Q 预防术中出血的方法是什么？

▶ 在牵拉胃网膜左动脉或胃短动脉时，要事先仔细剥离与脾脏的粘连部位，预防脾脏的被膜损伤。

Q 术中出血的应对措施是什么？

▶ 事先将止血用的带纽扣电极的吸引管柔凝系统准备好。出血时，不要慌张，一边进行吸引，一边用柔凝功能控制出血。

▶ 在止血困难的情况下，使用压迫止血或使用SURGICEL® Absorbable Hemostat（强生公司）、Tachosil® 组织黏合膜（杰特贝林公司）。

图2-4-9 术中出血

由于不小心牵拉脾脏周围的粘连，引起脾损伤。
通过事先仔细游离脾脏与周围的的粘连，预防因脾脏被膜损伤而导致的术中出血。

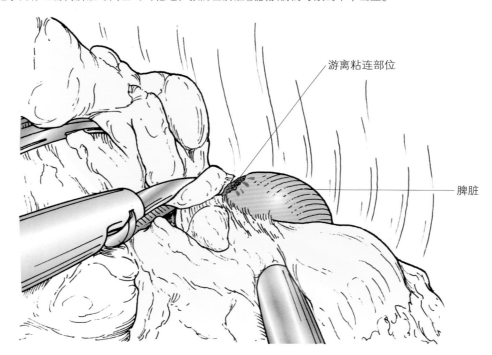

游离粘连部位

脾脏

（二）胰腺损伤

Q 胰腺损伤的好发部位是哪里？

▶ 胰腺上缘淋巴结清扫时容易引起胰腺上缘的挫伤和热损伤（图2-4-10）。

Q 胰腺损伤的原因是什么？

▶ 由超声切割止血刀或钳子造成的直接挫伤。

▶ 因超声切割止血刀的热量受到损伤。

Q 预防胰腺损伤的方法是什么？

▶ 通过将右下方的戳卡放置在靠向头侧的位置，可以减轻钳子造成的挫伤。

▶ 避免超声切割止血刀的刀头与胰腺直接接触。

Q 胰腺损伤时的应对措施是什么？

▶ 发生明显损伤时要细致地止血，必要时要进行缝合。

▶ 由于产生热损伤的部位会变得脆弱，因此要注意不使其挫伤。

▶ 由于损伤部位容易产生胰漏，因此要留置引流管，以便处理术后的胰漏。

图2-4-10 存在热损伤

刀头在发热状态下不小心与胰腺接触，导致热损伤。由于损伤程度较轻，术后未发生胰漏。

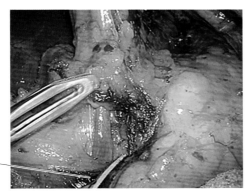

存在热损伤

◇ 参考文献

[1] 西﨑正彦, 藤原俊義：手術のtips and pitfalls　腹腔鏡下噴門側胃切除. 日外会誌 2016; 117: 543-546.
[2] 上川康明, 小林達則, 上山　聡, ほか：噴門側胃切除後の逆流防止を目指した新しい食管胃吻合法. 消化器外科 2001; 24; 1053-1060.
[3] Kuroda S, Nishizaki M, Kikuchi S, Noma K, et al: Double-Flap Technique as an Antireflux Procedure in Esophagogastrostomy after Proximal Gastrectomy. J Am Coll Surg 2016; 223; e7-13.

专栏

【选择胃全切除术还是贲门侧胃切除术？】

当我们积极进行贲门侧胃切除术时，就会有人指出胃全切除术的患者的预后和 QOL 更胜一筹，最好不要进行贲门侧胃切除术。这是因为有人认为，在 5 年生存率、反流性食管炎、残胃癌方面，胃全切除术的治疗成绩更好。然而事实上，很多患者在胃全切除术后，虽然没有发现反流性食管炎，但仍反复发生误咽性肺炎。有人普遍认为只要遵守以下几点，贲门侧胃切除术完全可以取得比胃全切除术更好的结果：①不引起食管胃反流的吻合（如笔者等采用的双肌瓣重建法等）。②仅针对早期癌进行该手术。③不能残留 1/2 以上的残胃时不采用该手术。④术后终身每年进行一次上消化道内镜检查。⑤对幽门螺杆菌进行除菌处理（虽然效果可能还没有得到证实）。总而言之，在包括其他病症在内的长期预后以及健康寿命方面，我们认为无论如何都应该探讨哪一组情况更为突出。

第五节　腹腔镜下胃全切除术

桜本　信一　埼玉医科大学国際医療センター上部消化管外科

> ## ❗ 掌握手术技术的要点
>
> 1. 能够准确地进行 No.6 淋巴结的清扫、胰腺上缘淋巴结的清扫、横结肠系膜的游离等腹腔镜下幽门侧胃切除术的基本手术技术。
> 2. 能够在不损伤脾脏被膜的情况下，安全地处理胃脾韧带。
> 3. 能够在不损伤食管壁的情况下进行游离、切断操作，能够实施无张力的食管空肠吻合。

缩写

- ASPDA：anterior superior pancreaticoduodenal artery，胰十二指肠前上动脉
- ASPDV：anterior superior pancreaticoduodenal vein，胰十二指肠前上静脉
- GDA：gastroduodenal artery，胃十二指肠动脉
- IPA：inferior phrenic artery，幽门下动脉
- IPV：inferior phrenic vein，幽门下静脉
- RGEA：right gastro epiploic artery，胃网膜右动脉
- RGEV：right gastro epiploic vein，胃网膜右静脉

◆一　术前准备

（一）手术适应证与禁忌证（临床判断）

1. 适应证

- 涉及U区的早期胃癌及内镜黏膜下剥离术（ESD）后的后续治疗病例。另外，病灶范围大，不符合腹腔镜下贲门侧胃切除术的病例。
- 浸润深度不及T3的进展期胃癌，存在大范围病变的病例。

2. 禁忌证

- 高度进展期胃癌或肿瘤较大无法从5~6 cm的脐部切口中取出的病例。

（二）术中体位与器械（图2-5-1）

- 头侧上抬、开脚体位。左上臂展开，右上臂紧贴躯干。
- 手术电刀：适用于游离胃后壁与胰腺前面的生理性粘连、显露胃十二指肠动脉及胰腺下缘、游离横结肠系膜。尤其对从网膜囊向右侧（向横结肠肝曲处）进行游离操作有效。为了保持良好的游离层进行手术，可以沿膜解剖进行切开和游离。

- 超声切割止血刀（LCS）：用于切开大网膜、清扫淋巴结。
- 双极电凝手术剪：用于切断胃短动脉。与LCS相比，可以支持切断较粗的血管。
- 带吸引管的单极钳：可以一边吸引血液一边柔凝止血。

（三）腹壁切口（图2-5-2）

- 在脐部插入腹腔镜用戳卡，在左、右侧腹部刺入5 mm戳卡、10 mm戳卡。戳卡配置基本上呈倒梯形（图2-5-2），但在肥胖病例手术中，将右下戳卡插入稍稍偏向正中头侧的位置。
- 在食管空肠吻合中使用圆形吻合器时，延长左上戳卡切口，横向切开，用于肿瘤的取出与吻合。
- 在使用直线型切割缝合器进行吻合时，延长脐部切口，用于肿瘤的取出与吻合。

图 2-5-1 体位

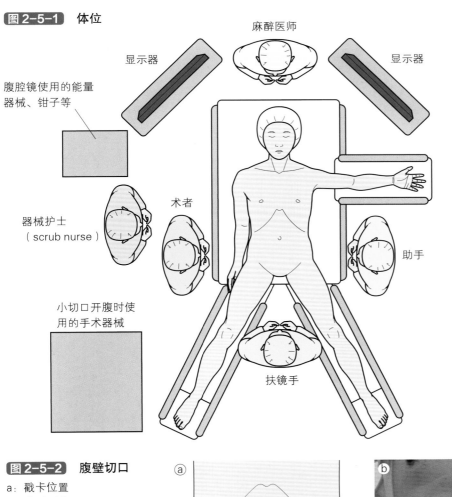

麻醉医师

显示器

显示器

腹腔镜使用的能量器械、钳子等

器械护士（scrub nurse）

术者

助手

小切口开腹时使用的手术器械

扶镜手

图 2-5-2 腹壁切口
a：戳卡位置
b：术后照片

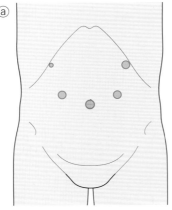
ⓐ

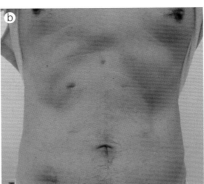
ⓑ

- 5 mm
- 10 mm
- 12 mm（仅脐部）

（四）围术期的要点

1. 术前管理

- 有必要事先准确诊断病灶的范围。对于食管浸润等口侧边界不清晰的病例，应预先在口侧边界处进行标记。
- 针对食管浸润病例、食管胃结合部癌、食管裂孔疝内有病灶的病例，需要在病灶口侧打标记夹。然后，进行上消化道造影检查确定口侧切断线。另外，根据病例的不同，需要进行术中内镜检查，确定口侧边界并切断。

2. 术后管理

- 观察留置在食管空肠吻合处背侧的引流管的排液情况。如果没有问题，通常从术后第2日开始饮水，从术后第3日开始进流食。同时，评估Y袢周围是否存在问题。

二 手术操作步骤

（一）手术步骤的注意事项

- 有开腹手术史时，插入第一枚戳卡时注意避免肠管损伤。
- 当大网膜或肠管与腹壁粘连时，以肝镰状韧带为标记，显露出胃前壁。需要注意不要损伤胃网膜右动静脉。
- 当大网膜与胆囊或肝右叶粘连时，需要在清扫No.6淋巴结之前先行分离。如果有这样的粘连，胃网膜右动静脉会被牵拉到右侧及头侧，显露根部则变得困难。

（二）实际手术步骤

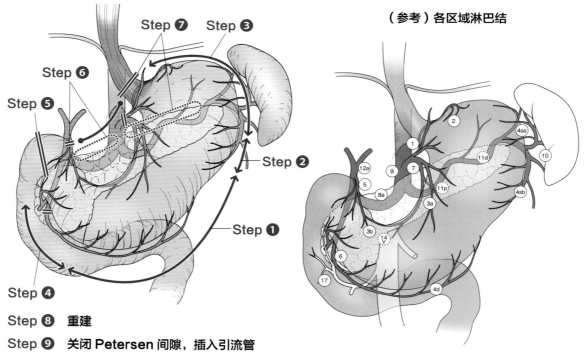

Step ❽ 重建

Step ❾ 关闭 Petersen 间隙，插入引流管

（日本胃癌学会编: 胃癌取扱い規約　第15版. 金原出版, 東京, 2017. より引用改変）

[Focus 表示本章中要讲解和学习的手术技巧(后有详述)]

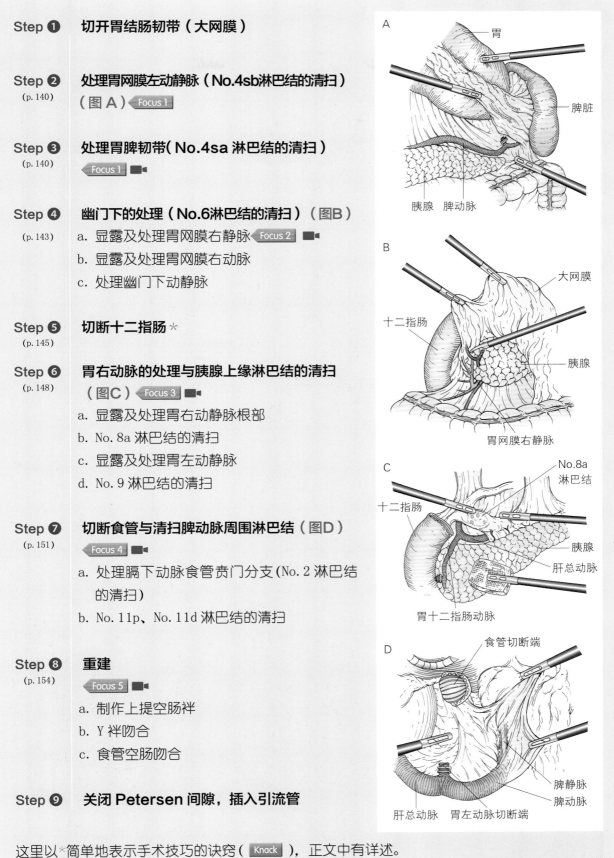

Step ❶ 切开胃结肠韧带（大网膜）

Step ❷ (p.140) 处理胃网膜左动静脉（No.4sb淋巴结的清扫）（图A）Focus 1

Step ❸ (p.140) 处理胃脾韧带（No.4sa 淋巴结的清扫）
Focus 1 🎥

Step ❹ (p.143) 幽门下的处理（No.6淋巴结的清扫）（图B）
a. 显露及处理胃网膜右静脉 Focus 2 🎥
b. 显露及处理胃网膜右动脉
c. 处理幽门下动静脉

Step ❺ (p.145) 切断十二指肠 ✳

Step ❻ (p.148) 胃右动脉的处理与胰腺上缘淋巴结的清扫
（图C）Focus 3 🎥
a. 显露及处理胃右动静脉根部
b. No.8a 淋巴结的清扫
c. 显露及处理胃左动静脉
d. No.9 淋巴结的清扫

Step ❼ (p.151) 切断食管与清扫脾动脉周围淋巴结（图D）
Focus 4 🎥
a. 处理膈下动脉食管贲门分支(No.2 淋巴结的清扫)
b. No.11p、No.11d 淋巴结的清扫

Step ❽ (p.154) 重建
Focus 5 🎥
a. 制作上提空肠袢
b. Y 袢吻合
c. 食管空肠吻合

Step ❾ 关闭 Petersen 间隙，插入引流管

图A 胃　脾脏　胰腺　脾动脉

图B 大网膜　十二指肠　胰腺　胃网膜右静脉

图C No.8a 淋巴结　十二指肠　胰腺　肝总动脉　胃十二指肠动脉

图D 食管切断端　脾静脉　脾动脉　肝总动脉　胃左动脉切断端

这里以✳简单地表示手术技巧的诀窍（ Knack ），正文中有详述。

图A：木下敬弘: 腹腔鏡下胃全摘. 北野正剛, 北川雄光編, 腹腔鏡下消化器外科手術 標準手技シリーズ 1. 上部消化管. メジカルビュー社, 東京, 2015; p159, 図17. より引用改変
图B：桜本信一, ほか: 胃癌に対する腹腔鏡下胃全摘術. 消化器外科 2015; 38: 1253 図6. より引用改変
图C：木下敬弘: 腹腔鏡下胃全摘. 北野正剛, 北川雄光編, 腹腔鏡下消化器外科手術 標準手技シリーズ 1. 上部消化管. メジカルビュー社, 東京, 2015; p154, 図8. より引用改変

三　掌握手术技术

关注前述"手术步骤"中需要掌握的手术技巧！

Focus 1 处理胃网膜左动静脉（No.4sb淋巴结的清扫），处理胃脾韧带（No.4sa淋巴结的清扫）

（一）手术起始点和目标

● 将胃短动静脉自脾下极至上极切断，游离胃体部大弯侧（图2-5-3）。

图 2-5-3 处理胃网膜左动脉及胃脾韧带

a：从网膜囊内观察胃网膜左动静脉及胃短动静脉的走行
b：切断自脾门发出的胃短动静脉
c：切断至脾上极

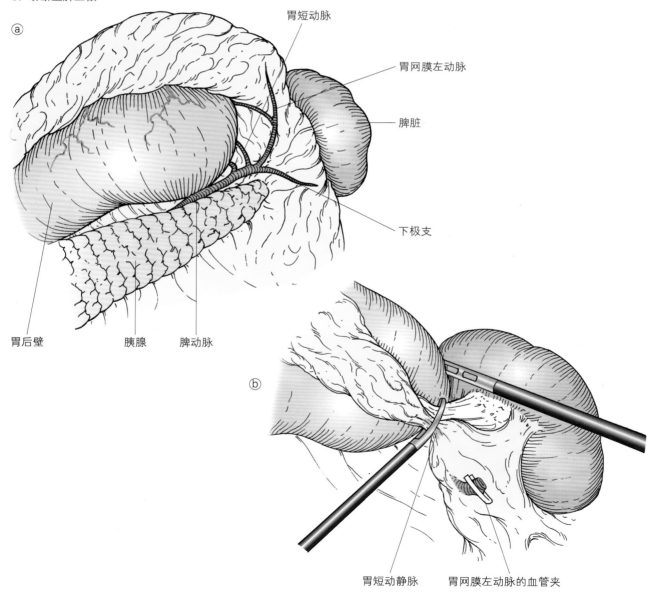

（木下敬弘: 腹腔鏡下胃全摘. 北野正剛, 北川雄光編, 腹腔鏡下消化器外科手術 標準手技シリーズ 1. 上部消化管. メジカルビュー一社, 東京, 2015; p159, 図18. より引用改変）

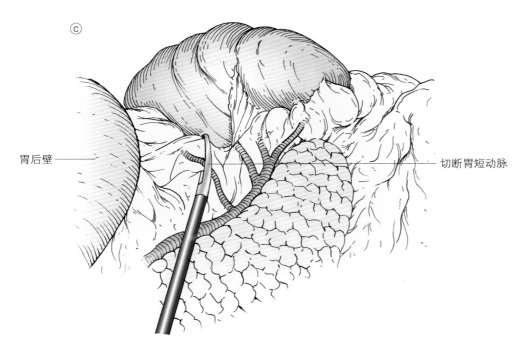

ⓒ

胃后壁 —————　　　　　　　　　　　　　　　————— 切断胃短动脉

（二）需要掌握的手术技术

◉ 手术技术概要

（1）从网膜囊内确认胃网膜左动静脉的走行情况。

（2）保留脾动脉下极支，切断胃网膜左动静脉。

（3）将胃脾韧带内的胃短动静脉，朝向脾上极的方向在靠近脾门处切断（■◀㉞）。

◉ 需要掌握的手术技术的要点

（1）避免脾脏的被膜损伤等不必要的出血。

（2）确切地切断胃短动静脉。

■◀㉞

扫视频目录页
二维码

（视频时间 2：07）

（三）评估（Assessment）

Q 如何形成术野？

▶ 从网膜囊内腔及腹壁侧两个方向交替确认胃短动静脉的走行（图2-5-3a）。

▶ 从网膜囊内腔观察胃短动静脉时，用助手右手钳子将胃后壁上抬，用助手左手钳子将胰体尾部向背侧展开。

▶ 从腹侧进行观察时，用助手右手钳子将胃前壁向10点钟方向牵拉，展开胃短动静脉与脾脏的边界处。扶镜手从腹侧进行观察。

Q 从哪里开始切断？巧妙的入路方法是什么？

▶ 在切断胃网膜左动静脉后，开始切断胃短动静脉（图2-5-3b）。

▶ 胃短动静脉为从胰尾部前面与脾下极之间发出，将该部分作为切断的起始点。

▶ 由于血管周围被脂肪包裹，所以大多数情况下被当作脂肪团而抓持。

Q 如何设定切断线？

▶ 在距离胃短动静脉的发出位置1~2 cm处进行切断（图2-5-3c）。

Q 需要切断到什么位置？标志是什么？

▶ 切断的终点为脾上极，切断到左侧膈肌脚附近为止。

Q 切断的窍门是什么？

▶ 通过游离胃后壁与胰腺前面的粘连，可延长胃短动静脉的长度。切断（游离）的窍门是在胃脾之间留出空间，使胃短动静脉直线化。

▶ 窍门是在使用能量装置时，使其与胃短动静脉垂直相交。

▶ 大网膜与脾脏被膜的粘连需要预先进行游离，这一点十分重要。

Q 切断的隐患是什么？

▶ 如果被脂肪覆盖的血管处于半切开状态，则会引起出血。

▶ 如果在清扫操作时过多切除不必要的脂肪，则术野难以展开，会导致不必要的出血。

▶ 在脾上极，如果胃壁与胰腺或脾脏之间的空间狭窄，能量装置难以插入时不要勉强。在这种情况下，也可以考虑在切断食管后从头侧着手处理。

Focus 2 **幽门下的处理（No.6淋巴结的清扫）：显露及处理胃网膜右静脉**

（一）手术起始点和目标（图2-5-4）

● 在胰十二指肠前上静脉（ASPDV）汇入处的远端，切断胃网膜右静脉（RGEV）。

● 通过这些操作，清扫幽门下淋巴结。

图2-5-4 显露及处理胃网膜右静脉（No.6 淋巴结的清扫）

a：游离胃后壁与胰腺前面的粘连
b：切断胃网膜右动静脉（RGEA／RGEV）

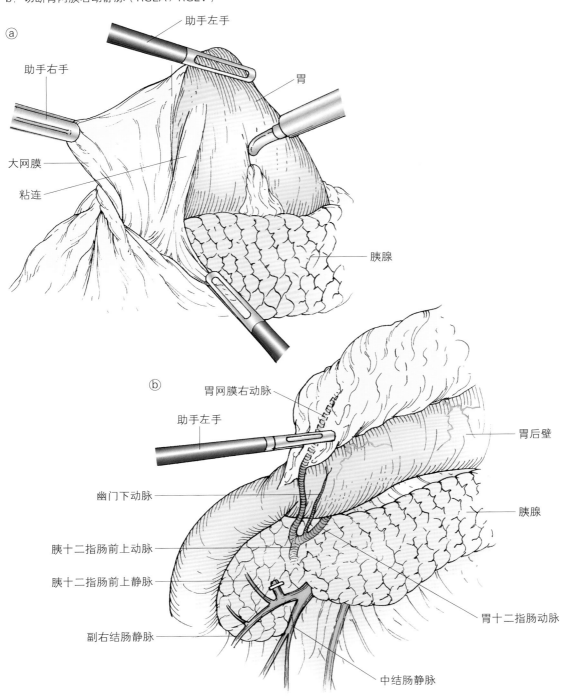

ⓐ
助手左手
助手右手
胃
大网膜
粘连
胰腺

ⓑ
胃网膜右动脉
助手左手
幽门下动脉
胰十二指肠前上动脉
胰十二指肠前上静脉
副右结肠静脉
中结肠静脉
胃后壁
胰腺
胃十二指肠动脉

（二）需要掌握的手术技术

> ◉ **手术技术概要**
>
> （1）在游离胃后壁与胰腺前面的粘连后（图2-5-4a），显露出胃十二指肠动脉（GDA），确认胃网膜右动脉（RGEA）发出的情况。
>
> （2）切开胰腺下缘的被膜，确认横结肠系膜根部，游离横结肠（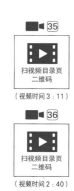35）。
>
> （3）游离副右结肠动静脉前面，显露出RGEV根部（■◀36）。
>
> ◉ **需要掌握的手术技术的要点**
>
> （1）无论患者体型如何，都能够进行横结肠系膜的游离。能够进入良好的游离层，进行大网膜的切断。
>
> （2）显露胰十二指肠前上静脉（ASPDV），在适当的位置切断胃网膜右静脉（RGEV）。
>
> （3）能够显露并处理胃网膜右动脉（RGEA）、幽门下动静脉（IPA/IPV）。

（视频时间3:11）

（视频时间2:40）

（三）评估（Assessment）

Q 如何形成术野？

▶ 游离胃网膜右静脉（RGEV）：用助手的左手钳子将RGEA/RGEV的血管蒂上提，用助手的右手钳子将横结肠系膜向尾侧展开。

▶ 游离横结肠：术者左手抓住结肠系膜前叶的膜，或牵拉或松开，左右移动，确定脂肪与脂肪之间的疏松结缔组织，就是良好的游离层（图2-5-5）。

▶ 游离胃网膜右动脉（RGEA）：助手左手将胃后壁向头侧牵拉，助手右手将血管蒂向腹侧牵拉，形成三角形的面。从网膜囊内侧展开GDA与RGEA发出的血管。

Q 从哪里开始切断？巧妙的入路方法是什么？

▶ 切开胰腺下缘的被膜，显露出横结肠系膜的根部（图2-5-6）。

▶ 游离横结肠：在根部确认副右结肠动静脉，沿血管向尾侧、右侧推进游离（图2-5-5）。

Q 如何设定切断线？

▶ 游离横结肠：游离横结肠系膜内的血管前面（横结肠系膜前叶）与大网膜背侧的疏松结缔组织。由于横结肠系膜的脂肪颜色与大网膜的脂肪不同，所以游离颜色交界处可以保持良好的层次。

Q 需要切断到什么位置？标志是什么？

▶ 游离横结肠：朝向十二指肠降部游离至肝曲处。

▶ 从十二指肠侧开始游离胰头部的被膜，ASPDV则容易显露出来（图2-5-7中红色箭头线）。

Q 切断的窍门是什么？

▶ 游离横结肠：钝性剥离横结肠系膜、胰腺头部前面、大网膜的粘连处。将钳子像"蛙泳"一样向左展开，然后向右操作，使横结肠系膜内的血管前面朝着肝曲像"蛙泳"一样分离，则可以保持不出血的良好解剖学层次（图2-5-5中蓝色箭头）。

▶ 显露胃网膜右静脉（RGEV）：显露出副右结肠静脉，胃网膜右静脉则容易被确认。

▶ 显露胃网膜右动脉（RGEA）：沿着胃十二指肠动脉（GDA）的神经外缘向尾侧推进游离，其发出的血管形似三角形，顶部是胃网膜右动脉（RGEA），沿着血管切断周围的神经，就不会出血且能有效进行游离（图2-5-4b）。

Q 切断的隐患是什么？

▶ 在胰腺前面，确认重叠数层的筋膜，推进游离。在层浅的情况下则深入一层，过于深入的情况下则修正为浅层，像"剥洋葱皮"一样换层。

▶ 切断胃网膜右静脉（RGEV）：如果损伤了其背侧的胰腺分支，则很难止血。需要从背侧事先确认胰腺分支。

▶ 切断胃网膜右动脉（RGEA）：由于胰十二指肠前上动脉（ASPDA）为胃十二指肠动脉（GDA）血管分支，因此在其中枢侧的RGEA分支处进行切断。

Knack 切断十二指肠

● 使用直线型切割缝合器平行于幽门环将十二指肠切断。

● 进行切断时要留足够长度，因为考虑到将十二指肠断端进行包埋缝合。

● 癌病灶存在于幽门环附近或已浸润十二指肠时，为使切除断端呈阴性，要确保足够的切缘。

图 2-5-5 游离结肠

a：游离的视野展开
b：游离的实际情况

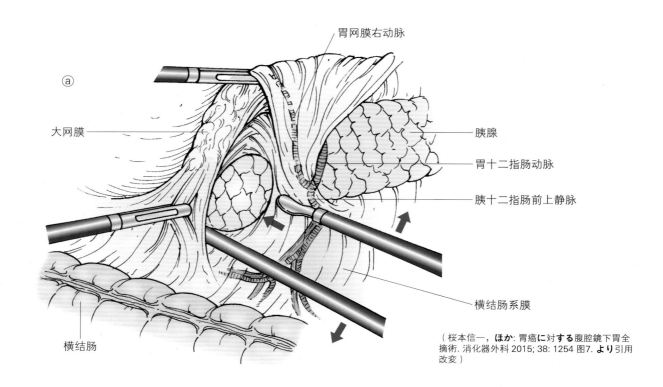

胃网膜右动脉

大网膜

胰腺

胃十二指肠动脉

胰十二指肠前上静脉

横结肠系膜

横结肠

（桜本信一，**ほか**: 胃癌に対**する**腹腔鏡下胃全
摘術. 消化器外科 2015; 38: 1254 図7. **より**引用
改変）

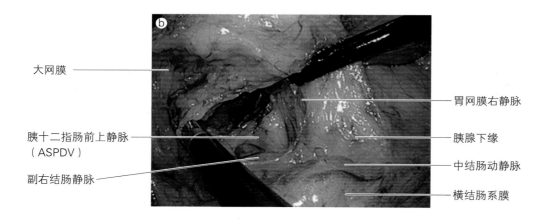

大网膜

胃网膜右静脉

胰十二指肠前上静脉
（ASPDV）

胰腺下缘

副右结肠静脉

中结肠动静脉

横结肠系膜

图 2-5-6 切开胰腺下缘的被膜

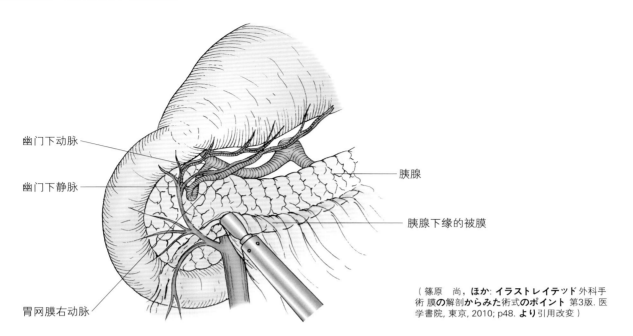

幽门下动脉

幽门下静脉

胃网膜右动脉

胰腺

胰腺下缘的被膜

（篠原　尚，ほか: **イラストレイテッド** 外科手術 膜の解剖からみた術式のポイント 第3版. 医学書院, 東京, 2010; p48. より引用改变）

图 2-5-7 从十二指肠侧切开胰腺被膜，显露 ASPDV

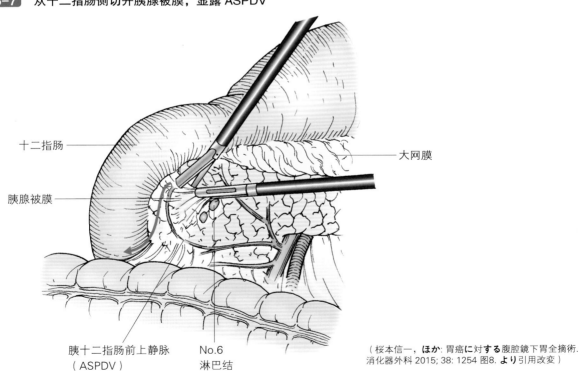

十二指肠

胰腺被膜

大网膜

胰十二指肠前上静脉（ASPDV）

No.6 淋巴结

（桜本信一，ほか: 胃癌に対する腹腔鏡下胃全摘術. 消化器外科 2015; 38: 1254 図8. より引用改变）

Focus 3 ▶ 胃右动脉的处理与胰腺上缘淋巴结的清扫

（一）手术起始点和目标

● 在根部切断胃右动脉及胃左动脉，清扫胰腺上缘的淋巴结（图2-5-8）。

图 2-5-8　胰腺上缘淋巴结的清扫

a：胰腺上缘淋巴结清扫的切断线
b：展开胃右动脉背侧
c：清扫完成后

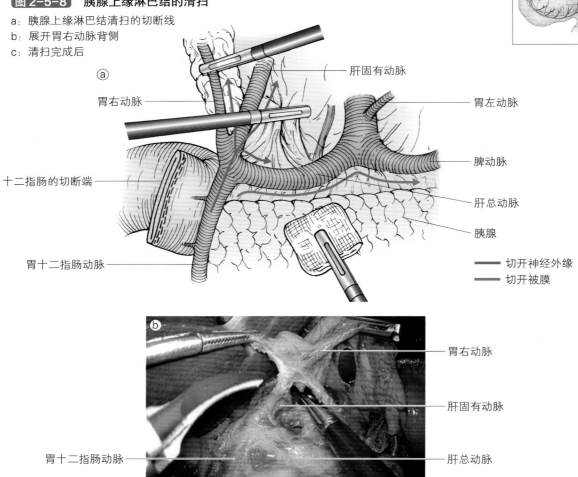

ⓐ

肝固有动脉

胃右动脉

胃左动脉

脾动脉

十二指肠的切断端

肝总动脉

胰腺

胃十二指肠动脉

━━ 切开神经外缘
━━ 切开被膜

ⓑ

胃右动脉

肝固有动脉

胃十二指肠动脉

肝总动脉

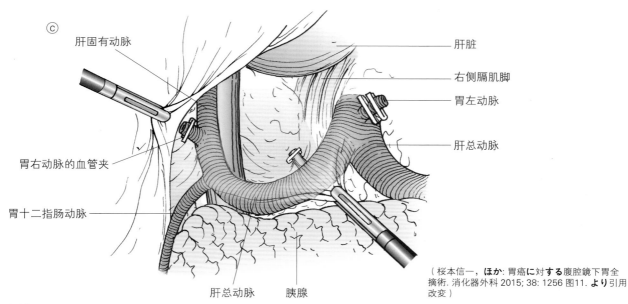

ⓒ

肝固有动脉

肝脏

右侧膈肌脚

胃左动脉

肝总动脉

胃右动脉的血管夹

胃十二指肠动脉

肝总动脉　胰腺

（桜本信一，ほか: 胃癌に対する腹腔鏡下胃全摘術. 消化器外科 2015; 38: 1256 图11. より引用改变）

（二）需要掌握的手术技术

◉ 手术技术概要

（1）以胃十二指肠动脉（GDA）为标志，显露出肝总动脉、肝固有动脉、胃右动脉分叉处。

（2）在根部切断胃右动脉（RGA），清扫No.5淋巴结。

（3）一边在胰腺上缘清扫No.8a淋巴结，一边在根部切断胃左动静脉（LGA／LGV），清扫No.7淋巴结。

（4）最后沿右侧膈肌脚，清扫No.9淋巴结（📹◀37）。

📹◀37

▶
扫视频目录页
二维码

（视频时间3：08）

◉ 需要掌握的手术技术的要点

（1）能够辩认出胰腺上缘淋巴结与胰腺实质的分界处，能够在不引起胰腺损伤的前提下进行淋巴结清扫。

（2）能够显露出胃十二指肠脉（GDA）、肝总动脉（CHA）、肝固有动脉（PHA）分支处。

（3）能够在保留肝总动脉神经丛支（最外层）进行清扫。

（4）在根部切断胃右动静脉及胃左动静脉。

（三）评估（Assessment）

Q 如何形成术野?

▶ 在胰腺上缘，术者与助手牵拉形成小三角形的面，施加适度的反作用力。一边使该小三角面向左侧移动，一边推进清扫（图2-5-9）。

▶ 持握并牵拉肝总动脉前面的神经丛、胃胰韧带，保护性地压排胰腺，拓展手术术野，使其与术者的能量器械的轴保持一致。

Q 从哪里开始切断?

▶ 以GDA为起始点，切开胰腺被膜，显露出肝总动脉的神经丛。

图 2-5-9　形成清扫胰腺上缘淋巴结的术野

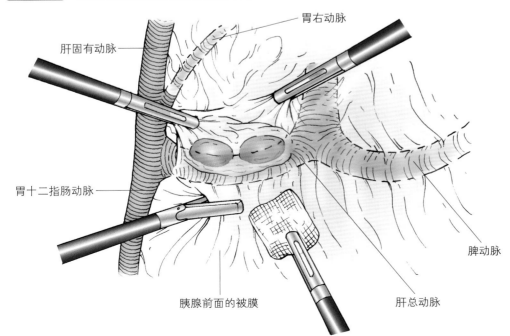

肝固有动脉
胃右动脉
胃十二指肠动脉
胰腺前面的被膜
肝总动脉
脾动脉

Q 如何设定切断线？

▶ 从胃十二指肠动脉（GDA）前面进入肝总动脉的神经丛前面，保持该层，向左侧推进清扫（图 2-5-8a中箭头）。

Q 需要切断到什么位置？标志是什么？

▶ 右侧清扫至胃十二指肠动脉（GDA），左侧清扫至胃左动脉及脾动脉根部，头侧清扫至右侧膈肌脚（图2-5-8c）。

▶ 在血管前面，肝总动脉的神经丛为标志。

Q 切断的窍门是什么？

▶ 胃右动脉及胃左动脉的左侧较为疏松，血管根部容易显露出来。

▶ 显露各个血管根部的窍门在于沿着血管切断神经。虽然为了夹闭有必要在一定程度上将血管剥离，但是沿着血管走行使用超声切割止血刀（LCS）操作则较为容易进行剥离。

▶ 当胃左静脉位于胃右动脉右侧时，沿着动脉右侧切断神经的话，静脉就会自然而然地显露出来（图2-5-10）。

▶ 在切开覆盖No.8a淋巴结及No.11淋巴结的胰腺被膜时，不要大幅打开超声切割止血刀，而是小口滑入。

▶ 在保留神经丛的层插入超声切割止血刀的组织垫片，使垫片滑动，在肝总动脉下缘进行凝固切开，清扫淋巴结。

Q 切断的隐患是什么？

▶ 胃右动脉的走行变化较多，需要从背侧、腹侧确认没有解剖学上的误认。

▶ 当胰腺实质被肝总动脉覆盖时，充分切开胰腺被膜，确认动脉、淋巴结、胰腺实质的交界处，避免损伤胰腺。

图 2-5-10 沿血管切断胃左动脉周围的神经

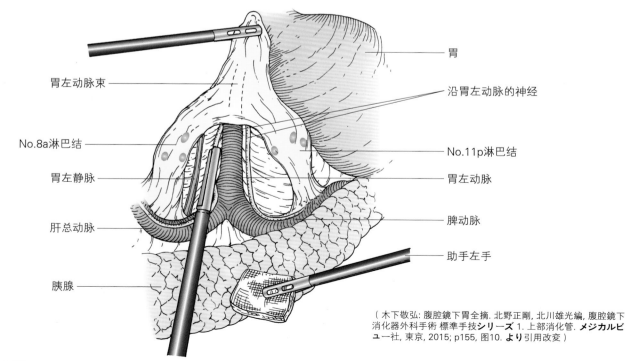

胃左动脉束

No.8a淋巴结

胃左静脉

肝总动脉

胰腺

胃

沿胃左动脉的神经

No.11p淋巴结

胃左动脉

脾动脉

助手左手

（木下敬弘: 腹腔鏡下胃全摘. 北野正剛, 北川雄光編, 腹腔鏡下消化器外科手術 標準手技シリーズ 1. 上部消化管. メジカルビュー一社, 東京, 2015; p155, 図10. より引用改変）

Focus 4 切断食管与清扫脾动脉周围淋巴结

（一）手术起始点和目标

● 切除脾动脉周围的No.11淋巴结（图2-5-11）。

图 2-5-11 切断食管与清扫脾动脉周围淋巴结

a：切断食管贲门分支
b：切断食管
c：从背侧确认脾动静脉
d：清扫完成后（从胰腺背侧）

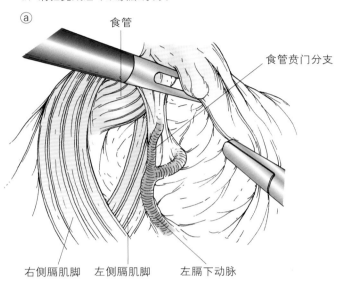

ⓐ

食管
食管贲门分支
右侧膈肌脚　左侧膈肌脚　左膈下动脉

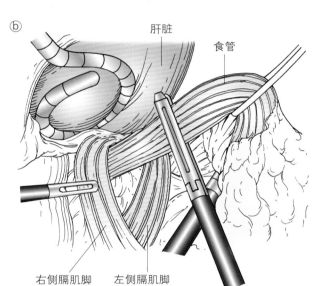

ⓑ

肝脏
食管
右侧膈肌脚　左侧膈肌脚

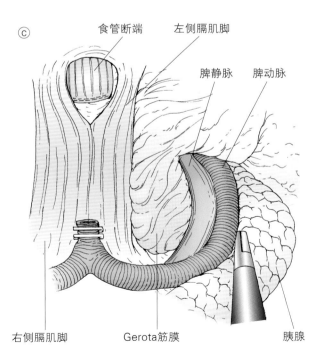

ⓒ

食管断端　左侧膈肌脚
脾静脉　脾动脉
右侧膈肌脚
Gerota筋膜　胰腺

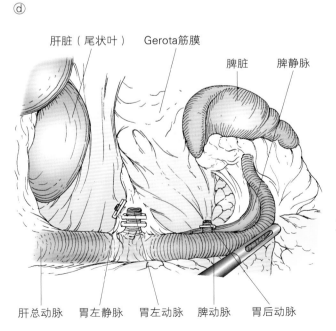

ⓓ

肝脏（尾状叶）　Gerota筋膜
脾脏　脾静脉
肝总动脉　胃左静脉　胃左动脉　脾动脉　胃后动脉

（二）需要掌握的手术技术

> ### ◉ 手术技术概要
>
> 　　用直线型切割缝合器切断食管。在No.11淋巴结清扫中，将胰体部从头侧进行翻转（从后腹膜进行游离），从胰腺背侧确认脾动静脉。然后，将含有No.11淋巴结的胃胰韧带呈"屏风状"上提，进行清扫（38）。
>
> ### ◉ 需要掌握的手术技术的要点
>
> （1）将食管卷起上提，将从左膈下动脉发出的食管贲门支予以切断。
> （2）剥离Gerota筋膜与胰后筋膜的融合筋膜（Told fusion fascia），使胰腺从头侧进行翻转。切开胰后筋膜后，脾动静脉则从背侧显露出来。

（视频时间2∶29）

（三）评估（Assessment）

Q 如何进行食管的游离、切断?

▶ 以左、右侧膈肌脚为标记，将腹部食管环周进行游离。

▶ 将食管从9点钟方向向3点钟方向用直线型切割缝合器切断，相对于长轴方向垂直地进行切断（图2-5-11b）。

Q 如何形成 No.11 淋巴结清扫的术野?

▶ 用助手的右手将胃体上部小弯向腹侧牵拉，用助手的左手将胃后动脉附近的脂肪组织向腹侧下方牵拉，使胰体部能够从后腹膜向上抬起而进行展开（图2-5-12）。

▶ 在No.11淋巴结清扫时，用助手的右手将含有No.11淋巴结的脂肪组织向腹侧牵拉，用左手压排胰腺，将脾动静脉呈直线状展开。

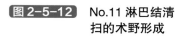 No.11 淋巴结清扫的术野形成

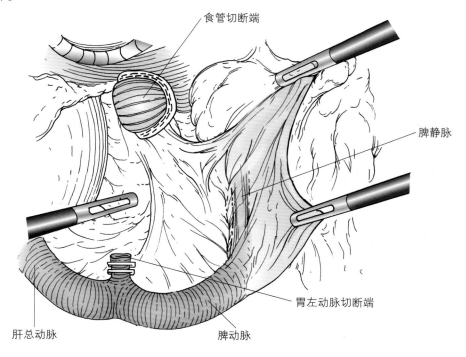

食管切断端

脾静脉

胃左动脉切断端

肝总动脉

脾动脉

Q 从哪里开始切断? 巧妙的入路方法是什么?

▶ 在左侧膈肌脚的筋膜前面,在左侧、背侧滑动能量装置进行操作,游离白色的结缔组织,将胰腺进行翻转。

Q 如何设定清扫时的游离层?

▶ 以保留脾动脉前面神经丛,以及胰腺实质为目标进行清扫。

Q 需要清扫到什么位置?

▶ D1+淋巴结清扫,从脾动脉根部到胰尾部末端进行二等分,清扫至距离二等分的位置的近侧;D2淋巴结清扫,清扫到胰尾部末端。

Q 切断的窍门是什么?

▶ 从胰背侧确认脾动静脉(图2-5-11c)。

▶ 将No.11淋巴结呈"屏风状"展开。

▶ 使脾动静脉直线化。

▶ 保持神经丛前面的层,朝向脾动脉末梢进行清扫(图2-5-13)。

Q 切断的隐患是什么?

▶ 对于脾动静脉走行迂曲的病例,需要注意勿损伤血管。

▶ 不要将背侧的胰腺误认为是淋巴结而切开造成损伤。

图 2-5-13 清扫胰体尾部上缘的淋巴结

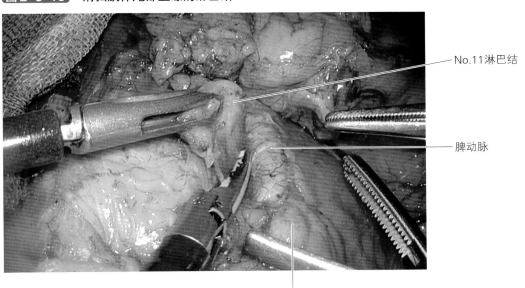

No.11淋巴结

脾动脉

胰腺

（一）手术起始点和目标（图2-5-14）

- 不要使上提空肠存在张力，吻合时不使上提空肠扭转。

- 注意不要引起吻合处狭窄。

图2-5-14 重建（经口置入底砧法）

a：在食管断端安装底砧
b：直视下进行吻合
c：将上提空肠固定在右侧膈肌脚上

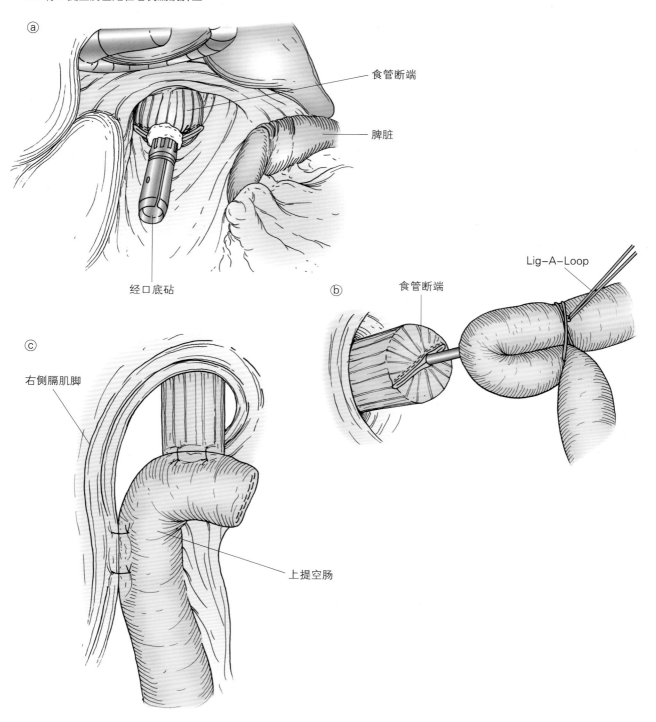

食管断端

脾脏

经口底砧

Lig-A-Loop

食管断端

右侧膈肌脚

上提空肠

（二）需要掌握的手术技术

> ### ◉ 手术技术概要
>
> 　　在食管断端安装经口置入的底砧。制作上提空肠，在腹腔镜下进行食管空肠吻合（■◀ ㉟ ）。
>
> ### ◉ 需要掌握的手术技术的要点
>
> （1）经口置入底砧时，注意勿损伤食管黏膜。
>
> （2）通过结肠前入路上提空肠，吻合时不要扭转。

■◀ ㉟

扫视频目录页
二维码

（视频时间 3：00）

（三）评估（Assessment）

Q 如何安装经口底砧？

▶ 将底砧留置在食管断端的中央部位。用剪刀开小孔，从胃管拔出（图2-5-14a）。

▶ 如果卡在咽部，需要展开咽喉进行引导。

Q 如何制作上提空肠？

▶ 在距离Treitz韧带20~25 cm处切断空肠，制作上提空肠。

▶ 切断边缘动脉，以避免吻合部位产生张力。

Q 吻合的窍门是什么？

▶ 使底砧和吻合器主体结合时呈直线。

▶ 插入腹腔镜的戳卡变更为能够直视吻合部位的戳卡（图2-5-14b）。

▶ 将上提空肠牢固地固定在吻合器主体上，防止空肠发生弯曲（图2-5-14b）。

Q 吻合的隐患是什么？

▶ 上提空肠的扭转、吻合部位异常夹入、吻合部张力过大等问题。

▶ 在注意吻合部狭窄的同时，为了防止缝合不全，在吻合部追加3针全层间断缝合（图2-5-14c）。

▶ 将上提空肠用2~3针固定在右侧膈肌脚或十二指肠断端，防止扭转（图2-5-14c）。

● 关于腹腔镜下胃全切除术中的问题解答，包括切除、清扫操作时出现的问题以及吻合操作时出现的问题。即：

（1）术中出血。

（2）术中胰腺损伤。

（3）上提空肠过度紧张或扭曲。

（4）环形吻合器方法：吻合处夹入上提空肠。

（5）直线型切割缝合器方法：吻合处前端（特别是上提空肠）的损伤，钉仓误插入食管黏膜下层。

（一）术中出血

Q 好发部位在哪里？

▶ 处理胃脾韧带时，由于脾脏的被膜损伤引起的出血（图2-5-15）。

▶ No.6淋巴结清扫时，幽门下动静脉出血。

▶ 在胰腺上缘已清扫的淋巴结周围出血。

Q 原因是什么？

其原因依次为：

▶ 脾脏的被膜损伤，是由于过度牵拉胃壁或脾周围的脂肪组织而产生的。

▶ 幽门下动静脉出血，是在未确认其走行的情况下使用能量器械，或血管处于半离断状态下而产生的。

▶ 已清扫的淋巴结周围出血，是由于直接牵拉已清扫的No.8a淋巴结本身或过度牵拉周围的被膜而产生的。

图 2-5-15　脾脏被膜损伤
引起的出血

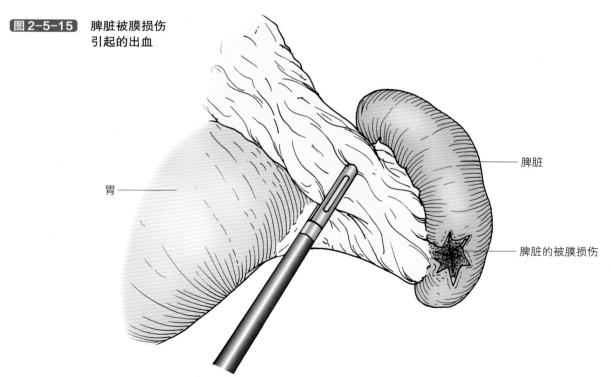

胃

脾脏

脾脏的被膜损伤

Q 预防措施是什么?

其预防措施依次为:

▸ 不在脾周围过度牵拉胃壁和脂肪组织。

▸ 完全夹住血管后再使用能量器械。不半途而废地离断血管。

▸ 不过度牵拉已清扫的淋巴结。

Q 发生时的对策是什么?

▸ 根据出血的性状、部位不同,止血方法也不同。

● 首先,尝试用纱布压迫止血。接下来,确认出血部位。判断其性状是静脉性还是动脉性,是来自胰腺实质还是血管本身等。

● 渗血的情况下,通过柔凝几乎都可以止血。

● 在胰腺实质、血管前面以及胃结肠静脉干周围,由于担心过度使用柔凝会造成热损伤,因此可贴附SURGICEL®等止血剂后尝试用纱布进行压迫止血。

● 动脉性的出血可以使用止血夹。

● 脾脏的被膜损伤:在柔凝难以止血时使用止血材料。将Tachosil®贴片切成1 cm × 2 cm大小,折叠后从10 mm戳卡中插入。在腹腔内将其打开贴附于出血部位,用纱布压迫止血。

(二)术中胰腺损伤

Q 好发部位在哪里?(图2-5-16)

▸ ① No.6淋巴结的清扫:胃网膜右动脉的根部附近。

▸ ② No.8a淋巴结的清扫:肝总动脉附近。

图2-5-16 术中胰腺损伤的好发部位

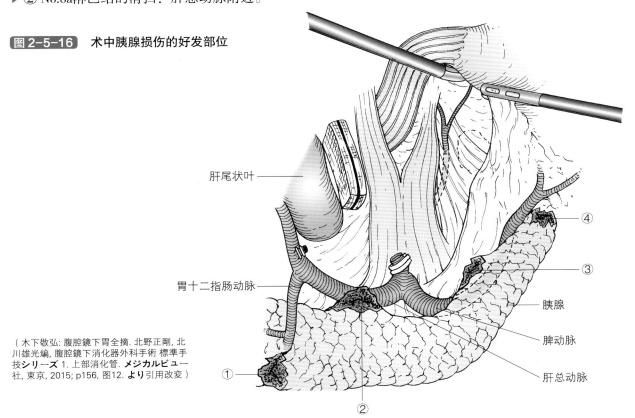

肝尾状叶

胃十二指肠动脉

胰腺

脾动脉

肝总动脉

(木下敬弘: 腹腔鏡下胃全摘. 北野正剛, 北川雄光編, 腹腔鏡下消化器外科手術 標準手技シリーズ 1. 上部消化管. メジカルビュー社, 東京, 2015; p156, 図12. より引用改変)

▶ ③ No.11p淋巴结的清扫：脾动脉附近。

▶ ④ No.4sb淋巴结的清扫：胰尾部下缘。

Q 原因是什么？

▶ 其原因为误认了应清扫的淋巴结与胰腺组织。

Q 预防措施是什么？

▶ 用能量器械进行切开时，仔细辨认脂肪块、淋巴结、胰腺实质等十分重要。

▶ 在No.6淋巴结清扫时，在胰腺与血管蒂被一起上提的病例手术中，将胃网膜右动脉（RGEA）周围的神经丛与胰腺下缘的被膜充分地切开，预先使胰腺落在背侧。

Q 发生时的对策是什么？

▶ 在损伤部位周围留置引流管。

▶ 损伤较大时覆盖大网膜，进行缝合填充。

（三）上提空肠张力过大或扭曲

Q 张力过大的原因是什么？

▶ 其原因是，在肠系膜脂肪肥厚的病例手术中，不能确认空肠动脉，导致切开肠系膜不充分。

Q 对于上提空肠张力过大或扭曲的预防措施是什么？

▶ 吻合前将空肠上提至食管断端，确认是否有张力。

▶ 存在张力的情况下，可切除部分肠管。

▶ 结肠后入路也是选择之一。

▶ 在上提空肠的肠系膜对侧或肠系膜腹侧用龙胆紫®进行标记，将空肠在不会发生扭曲的情况下上提。

Q 上提空肠发生扭曲时的应对措施是什么？

▶ 吻合后发现扭曲时，考虑再次吻合。

（四）环形吻合器方法：吻合处夹入上提空肠

Q 好发部位在哪里？

▶ 好发于吻合处的肠系膜侧（图2-5-17）。

Q 原因是什么？

▶ 在上提空肠夹在吻合处的状态下击发时发生。

Q 预防措施是什么？

▶ 为了不使吻合处的空肠弯曲而形成蛇腹状，需要将上提空肠牢固地固定在吻合器主体上。

▶ 在吻合时，牵引、调整上提空肠，以确保流出通道。

Q 发生时的对策是什么？

▶ 术中进行内镜检查，观察夹入程度。在全周被夹入的情况下，必须重新进行吻合。

▶ 在没有全周被夹入的情况下，在术中内镜的引导下切开吻合处1/3周左右，确保吻合内径，通过间断缝合进行关闭。

图 2-5-17 上提空肠的夹入

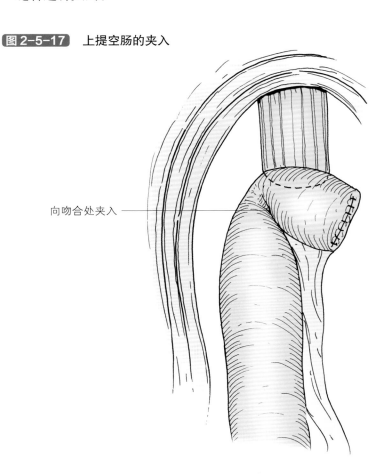

向吻合处夹入

（五）直线型切割缝合器方法：吻合处前端（特别是上提空肠）的损伤，钉仓误插入食管黏膜下层

Q 好发部位在哪里？

▶ 吻合处前端的损伤好发于上提空肠的前端处。

Q 原因是什么？

▶ 将钉砧插入空肠并向上抬起时，过度插入自动切割缝合器会造成吻合处前端的损伤（图2-5-18）。

▶ 将钉仓插入食管时，如果插入孔的观察不充分，就会发生误插入食管黏膜下层的情况。

Q 预防措施是什么？

▶ 损伤：将空肠上提至拟吻合处，预先进行模拟以免存在张力。

▶ 误插入食管黏膜下层：要大幅度切开插入食管的缝合器插入孔。另外，在切开处预先进行全层间断缝合，作为插入吻合器时的支撑线。

Q 发生时的对策是什么？

▶ 发生损伤时，用可吸收线缝合关闭损伤部位。在腹腔镜下难以确认损伤部位时，可在左胸腔镜下进行关闭。

▶ 如果将钉仓误插入食管黏膜下层并进行吻合，则上提空肠与食管肌层会缝合在一起。在这种情况下，需要切开食管黏膜，打开吻合处，将食管黏膜层缝合固定在吻合处。

图 2-5-18 吻合处前端的损伤

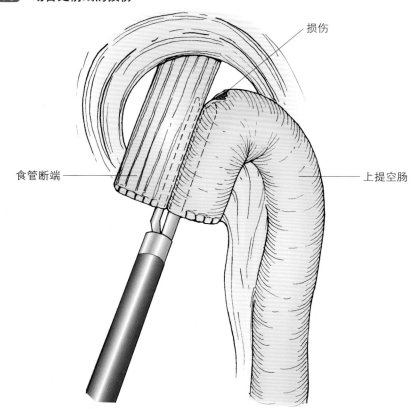

食管断端　　　　　　　损伤　　　　　上提空肠

◆ 参考文献

[1] 桜本信一，ほか: 胃癌に対する腹腔鏡下胃全摘術. 消化器外科 2015; 38: 1249–1261.
[2] 桜本信一，ほか: 食管空腸吻合：経口アンビル使用時のトラブルシューティング. 消化器外科手術　起死回生の一手，メジカルビュー社, 2017, p64–69.
[3] 桜本信一，ほか: 腹腔鏡下噴門側胃切除術. 北野正剛, 北川雄光編, 腹腔鏡下消化器外科手術 標準手技シリーズ1. 上部消化管. メジカルビュー社, 東京, 2015; p137–148.

> **专栏**
>
> **【关于脾周围的视野展开与食管空肠吻合的所思所想】**
>
> 对于年轻的外科医师来说，无论是开腹手术还是腹腔镜下手术，胃全切除术都是幽门侧胃切除术的延续。年轻的外科医师认为多切除大网膜可以提高根治性，但由于腹腔镜手术是在有限的空间内进行的，因此切除侧的脂肪过多反而会妨碍视野展开。在接近胃脾韧带的操作中，不要过分切除 No. 4sb 淋巴结周围的大网膜，这一点十分关键。
>
> 关于食管空肠吻合，有环形吻合器（CS）方法及直线型切割缝合器（LS）方法。前者一般用在开腹手术中，后者则应用在腹腔镜下幽门侧胃切除术（LDG）三角吻合之中。使用经口置入底砧的 CS 方法虽然简便，但有术后发生吻合处狭窄的情况。LS 方法虽然狭窄较少，但关闭吻合器插入孔稍显复杂。如上所述，不同的吻合方法各有优缺点，因此各医疗机构最好选择自己最为熟悉的方法。近年来，包括食管胃结合部癌在内的胃上部癌的发生率有增加的倾向。笔者认为，对于年轻的外科医师来说，为了今后能安全地进行主刀手术，腹腔镜下胃全切除术是应该多加锤炼的重要术式。

第六节 食管胃结合部癌的内镜外科手术

竹内 裕也*1，平松 良浩*2，神谷 欣志*1，菊池 寛利*1

*1：浜松医科大学医学部医学科外科学第二講座
*2：浜松医科大学医学部医学科周術期等生活機能支援学講座

> ！ **掌握手术技术的要点**
>
> 1. 在对食管胃结合部癌进行内镜手术时，需要预估设定每一个病例最为适合的最佳清扫范围（纵隔内及腹腔内淋巴结清扫）和脏器切除范围，这一点很重要。
> 2. 在内镜外科手术中，有胸腔镜、腹腔镜、纵隔镜以及各种各样的方法，需要正确了解解剖知识并熟练掌握各种各样的内镜外科技术。
> 3. 在重建方面，内镜手术被指出缝合不全率较高，可与胸部食管癌手术相匹敌，因此需要掌握安全且可靠的重建方法。

一 术前准备

（一）手术适应证（临床判断）

1. 腹腔镜下经食管裂孔的入路方法

● 在考虑食管胃结合部癌（Nishi分型）的手术适应证时，根据过去的病例的研讨结果对①肿瘤中心在胃侧且食管浸润长度<3 cm的超过T2深度的病例、②肿瘤中心在食管侧的T1病例、③肿瘤中心在胃侧且食管浸润长度>2 cm的T1病例等适应证病例，采用腹腔镜下经食管裂孔的下纵隔淋巴结清扫、下部食管贲门侧胃切除术、双通道法重建术的方针（图2-6-1）。

2. 胸腔镜下的途径方法

● 除上述以外，对于①肿瘤中心位于食管侧的超过T2深度的病例、②肿瘤中心位于胃侧，食管浸润长度>3 cm的超过T2深度的病例、③在术前诊断中被指出存在上中纵隔淋巴结转移的病例，有必要通过经胸壁操作进行包括上中纵隔淋巴结清扫在内的胸腹两区域淋巴结清扫，因此采用右胸腔镜下胸部食管切除术、腹腔镜下胃管制作术、高位胸腔内食管胃管吻合或颈部食管胃管吻合的方针（图2-6-1）。

（二）术中体位与器械（腹腔镜下经食管裂孔操作的下部食管贲门侧胃切除 术及双通道法重建）（图2-6-2）

- 仰卧位，头侧上抬，双脚打开。
- 这是为了利用重力将肠管向尾侧推移。
- 在头侧放置一个显示器，使用3D柔性腹腔镜。

图 2-6-1 食管胃结合部癌淋巴结清扫的流程

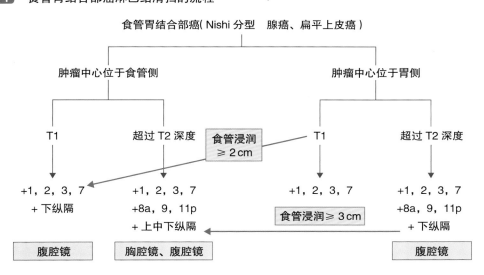

（ Yura M, et al: High risk group of upper and middle mediastinal lymph node metastasis in patients with esophagogastric junction carcinoma. Ann Gastroenterol Surg 2018; 2: 419–27.**より**引用改変 ）

图 2-6-2 体位

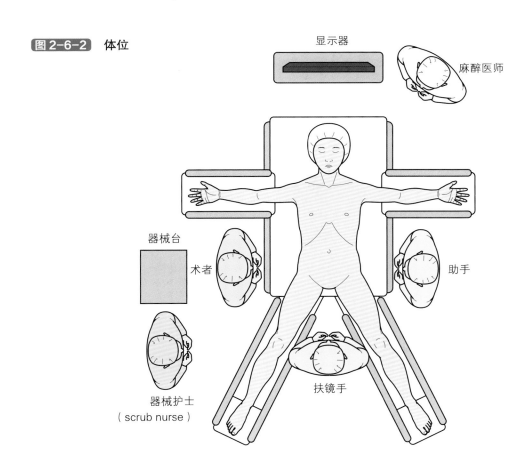

（三）戳卡插入位置与腹壁切口（图2-6-3）

- 戳卡插入位置基本与腹腔镜下胃切除术相同。但通常术者为了从患者右侧进行经裂孔的下纵隔清扫，患者右侧的戳卡最好设置在稍微向内偏头侧的位置。

- 通常在脐部（或上腹部正中）预先切开4 cm左右的小开腹切口。进行肝脏压排操作时，在剑突下用尼龙线将肝圆韧带吊在腹壁上，然后切开约5 mm，留置内森逊钩。进行压排时，不能用内森逊钩直接压排肝外侧区域，而是将椭圆形的硅盘贴在肝下表面，然后用内森逊钩在硅盘之上压排肝脏，这样做可以减轻术中肝脏的缺血和淤血（图2-6-4）。原则上不通过切开肝冠状韧带来游离外侧区域。

图2-6-3 戳卡插入位置

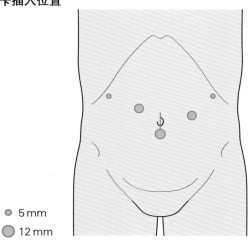

- 5 mm
- 12 mm

图2-6-4 肝脏的压排方法

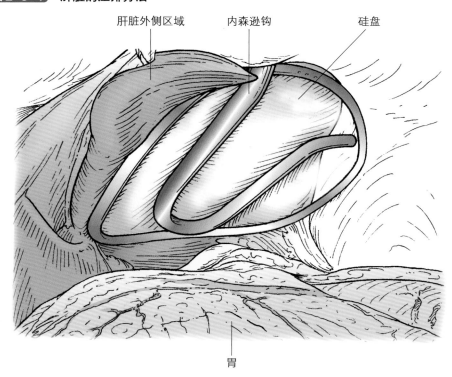

肝脏外侧区域　内森逊钩　硅盘

胃

（四）围术期的要点

1. 术前管理

- 进行呼吸功能评价，对标准肺活量（%VC）低于50%、对标准一秒量（%$FEV_{1.0}$）低于50%、一秒量（$FEV_{1.0}$）不足1.5 L、动脉血氧分压低于60 Torr的病例，应慎重探讨包括胸腔镜操作在内的经胸入路方法的适应情况。

- 在判断有必要采用包括胸腔镜操作在内的经胸入路方法时，作为术前处置，应积极通过门诊进行戒烟指导和呼吸功能训练。至少戒烟4周，从术前开始通过雾化器吸入进行呼吸道净化。另外，还要在门诊的指导下，使用激励式呼吸器（Souffle®、Voldyne®）进行呼吸训练。

- 有报告显示，在围术期使用类固醇可抑制侵入性炎症细胞因子的过度表现、缩短全身炎症反应综合征（SIRS）持续时间、缩短气管内插管的持续时间等。在判断有必要采用包括胸腔镜操作在内的经胸入路方法时，术前2天至术后第3天使用氢化可的松磷酸酯钠（Hydrocortone®），用量为100mg×2／d。

- 术前营养不良是并发症风险因素之一，在笔者所在医院积极开展术前营养疗法。具体来说，从术前第5天开始口服Racol®200 mL×（2~3）包／d。

2. 术后管理

- 术后的输液管理采用比较干（dry side）的管理，以保持血压收缩压在100mgHg以上、尿量1.0 mL／（kg·h）为目标，适当使用胶质液（5%蛋白质制剂）。

- 在血管内水分恢复的术后第2~3天，减少输液量，预防心脏负荷过重。

- 对于高危病例，造设空肠瘘，回病房后立即开始给予爱伦多®10 mL／h。每日递增10 mL／h。

- 通过胸腔镜操作进行经胸的入路方法时，手术当天采用人工呼吸机管理，原则上术后第2天将气管内导管拔除。咳嗽反射弱的病例与呼吸功能差的病例等根据需要，为利于吸痰在拔管后应立即插入环甲膜穿刺套装（mini-track®）。

- 术后，在外科医师、康复科医生、理疗师、护士的陪同下，进行床边坐位、站立位、踏步、步行等阶段性的早期离床。术后第2天以后，在医生、护士的陪伴下，积极进行离床、呼吸康复训练。

手术操作步骤

（一）手术步骤的注意事项

● 通过胸腔镜下的入路方法进行胸部食管的切除、纵隔淋巴结清扫，请参照其他章节的内容。本章节将阐述通过腹腔镜下经裂孔操作的下部食管贲门侧胃切除术及双通道法重建术。

● 与上部胃癌的腹腔镜下贲门侧胃切除术的步骤相同，进行胃结肠韧带的切开→胃脾韧带的切开→胰腺上缘淋巴结清扫后，通过经裂孔操作进行下纵隔淋巴结清扫。

● 使用自动切割缝合器离断食管后，从小开腹切口将胃牵拉出来，使用自动切割缝合器离断胃。切除病变后进行Y祥吻合，然后进行食管空肠吻合，最后进行空肠残胃吻合。

（二）实际手术步骤

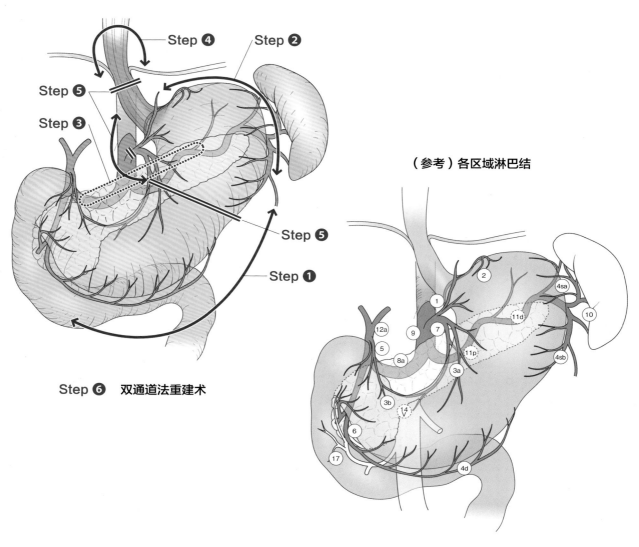

Step ❶ 双通道法重建术

（参考）各区域淋巴结

（日本胃癌学会編: 胃癌取扱い規約　第15版. 金原出版, 東京, 2017. より引用改変）

[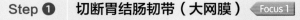 表示本章中要讲解和学习的手术技巧（后有详述）]

Step ❶ 切断胃结肠韧带（大网膜）〔Focus 1〕
→参照腹腔镜下幽门侧胃切除术（第100页）

Step ❷ 切断胃脾韧带〔Focus 2〕
→参照腹腔镜下贲门侧胃切除术（第124页）

Step ❸ 清扫胰腺上缘淋巴结〔Focus 3〕
→参照腹腔镜下贲门侧胃切除术（第128页）

Step ❹
(p. 168)
清扫经裂孔的下纵隔淋巴结（图A）
〔Focus 4〕■

Step ❺
(p. 172)
食管的离断，胃的离断〔Focus 5〕■

Step ❻
(p. 174)
双通道法重建（图B）〔Focus 6〕■

a. Y袢吻合

b. 食管空肠Overlap吻合

c. 空肠残胃吻合

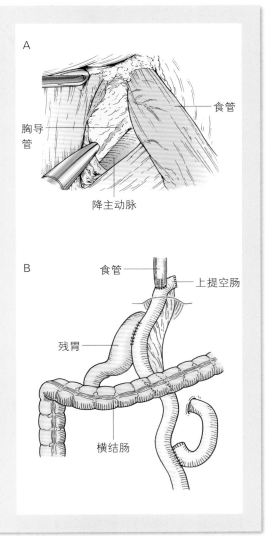

三 掌握手术技术

关注前述"手术步骤"中需要掌握的手术技巧！

Focus 1 详细请参照腹腔镜下幽门侧胃切除术（第100页）

Focus 2、3 详细请参照腹腔镜下贲门侧胃切除术（第124、128页）

Focus 4 清扫经裂孔的下纵隔淋巴结

（一）手术起始点和目标

● 以显露出降主动脉前面与心包后面、左右纵隔胸膜为标志（图2-6-5、图2-6-6）。

（二）需要掌握的手术技术

> ◉ **手术技术概要**
>
> 清扫胰腺上缘、No.1、No.2淋巴结之后，游离食管胃结合部、腹部食管（▣◀40）。
>
> ◉ **需要掌握的手术技术的要点**
>
> （1）正中切开横膈膜，然后向左右展开已大幅度打开的食管裂孔，这样一来，被降主动脉前面和心包后面、左右纵隔胸膜包围的下纵隔野就会展开，接下来进行下纵隔淋巴结（No.110、No.111、No.112、No.19、No.20）的清扫。清扫的头侧缘为肺下静脉的下缘。
>
> （2）在进展期癌手术中，切开左右纵隔胸膜与肺韧带，然后左右都进行开胸操作。但在最近，尽量选择不开胸地进行清扫。

扫视频目录页二维码

（视频时间3：10）

（三）评估（Assessment）

Q 如何展开术野？

▸ 使用内森逊钩与硅盘压排肝外侧区域，使其从背侧向腹侧上提。用线将左、右两侧膈肌脚向左、右牵拉，使裂孔得以拓展。术者通常从患者右侧开始进行操作，因此可以切除膈肌脚的左腹侧的一部分。

▸ 使用小型的弯曲型牵开器压排心包（图2-6-6）。

▸ 为了牵拉食管，将腹部食管缠卷起来。

▸ 术者在患者右侧进行清扫操作。

Q 清扫从哪里开始？ 步骤是什么？

▸ 首先，从左、右两侧膈肌脚的内侧缘开始进行剥离。右侧膈肌脚与食管之间存在一个被称为心下囊（infracardiac bursa）的封闭腔，在这里可以容易地看到右纵隔胸膜。

▸ 然后，从食管的背侧沿着降主动脉前面进行剥离（图2-6-5a、b）。

图 2-6-5 下纵隔淋巴结清扫（降主动脉前面）

a：显露降主动脉

b：下纵隔淋巴结清扫（降主动脉前面）后

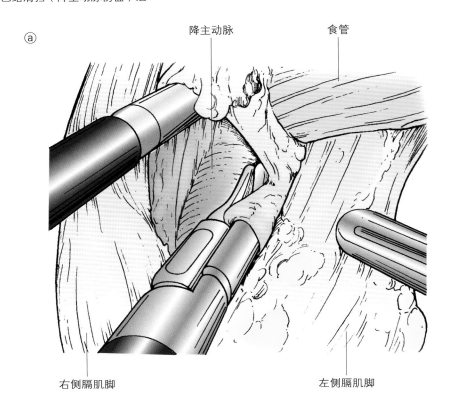

ⓐ

降主动脉　　食管

右侧膈肌脚　　　　左侧膈肌脚

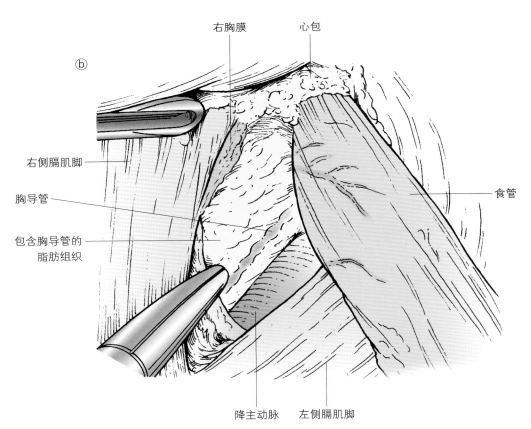

ⓑ

右胸膜　心包

右侧膈肌脚

胸导管

包含胸导管的
脂肪组织

食管

降主动脉　左侧膈肌脚

▶ 接下来，在食管的腹侧沿着心包进行剥离。进行No.111淋巴结清扫，使心包右侧的下腔静脉显露出来。

▶ 最后，通过推进清扫操作使左右纵隔胸膜显露出来，就可以进行下纵隔淋巴结清扫（图2-6-7）。

图2-6-6 下纵隔淋巴结清扫（心包后面）

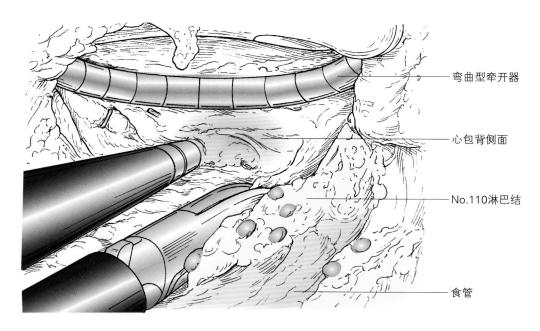

弯曲型牵开器

心包背侧面

No.110淋巴结

食管

图2-6-7 下纵隔淋巴结清扫（结束时）

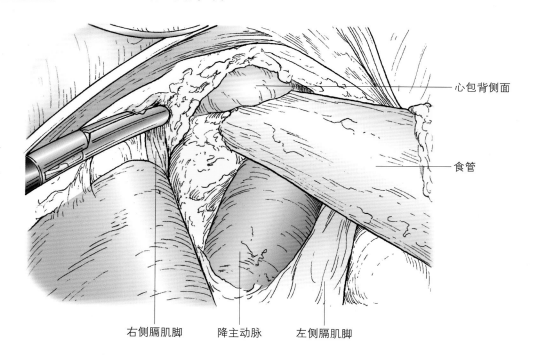

心包背侧面

食管

右侧膈肌脚　　降主动脉　　左侧膈肌脚

Q 清扫到什么位置？

▶ 通常将肺下静脉下缘作为清扫的头侧缘，但是也有在接近中纵隔时因心包的压排导致血压下降的病例，因此有时也需要根据患者的心功能及肿瘤的位置、进展程度、食管浸润长度来设定清扫的上缘。

Q 游离的窍门与隐患是什么？

▶ 降主动脉前面、心包后壁都与应清扫的脂肪组织之间存在疏松结缔组织，通过锐性、钝性地游离该层，可以比较容易地进行纵向清扫（图2-6-8）。首先纵向剥离心包后壁，然后向左、右两侧展开剥离。

▶ 在有的病例手术中在降主动脉前面存在食管固有动脉，有必要将其准确地止血并切断。

▶ 在降主动脉右侧存在包含胸导管的脂肪组织，通常与应清扫的脂肪组织之间有剥离层。进行清扫时不要损伤胸导管。在主动脉左侧为No.112Ao淋巴结，应尽可能地进行清扫。

▶ 如果像从应清扫的脂肪组织上剥离一样进行纵隔胸膜清扫的话，就可以尽量不开胸地进行纵隔清扫。当盲目地使用能量装置时，则容易导致不得不进行开胸操作。

图 2-6-8　与脂肪组织之间存在的疏松结缔组织

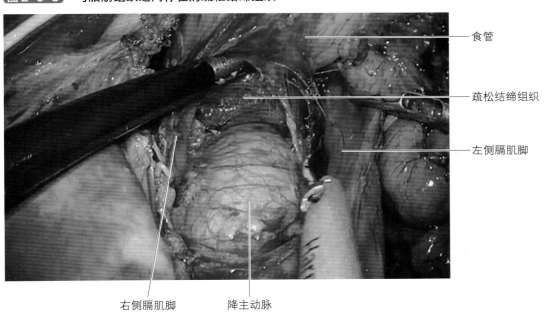

食管

疏松结缔组织

左侧膈肌脚

右侧膈肌脚　　降主动脉

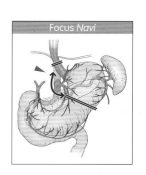

Focus 5 ▶ 食管的离断，胃的离断

（一）手术起始点和目标（图2-6-9）

● 通过适当的切断线切除食管和胃，摘出病变部位。

（二）需要掌握的手术技术

◉ **手术技术概要**

在完成下纵隔淋巴结清扫后，用自动切割缝合器离断食管，然后通过小开腹切口将胃拉出至体外，接下来使用自动切割缝合器离断胃，切除肿瘤部位。

◉ **需要掌握的手术技术的要点**

（1）在离断食管时，使用术中内镜确定切断线。通过助手将食管稍微逆时针旋转，使用自动切割缝合器从右前壁向左后壁离断食管。

（2）关于离断胃的操作，是从脐部（或上腹部正中的）小开腹切口（直径4~5cm）将胃拉出体外后使用自动切割缝合器进行的。至此，下部食管贲门侧胃切除完成。

（三）评估（Assessment）

Q 如何形成术野?

▶ 助手从患者左侧抓握住贲门右侧、左侧的胃壁或脂肪组织，一边将食管逆时针旋转一边向尾侧牵拉。附着在食管上的纵隔的脂肪组织与左、右迷走神经一同在食管尾侧进行剥离，或者在食管离断前从食管另外剥离。

Q 切断线如何设置? 切断的步骤是什么?

▶ 使用术中内镜确认在术前预先设想的肿瘤口侧切断线，用自动切割缝合器切断食管（图2-6-9a）。通过强力牵拉食管，可在腹腔内离断自食管胃结合部起约5cm范围内的食管。但如果超出该高度时，则需要将自动切割缝合器的前端放入纵隔内进行食管切断操作。

▶ 接下来，从脐部（或上腹部正中的）小开腹切口将胃拉出至体外后，处理小弯侧、大弯侧的脂肪组织，显露出胃壁。在贲门侧胃切除术的要领中，使用自动切割缝合器离断胃（图2-6-9b）。

▶ 如果可能的话，将口侧或尾侧的切断端进行术中快速病理诊断，确认阴性。

图 2-6-9 食管的离断，胃的离断

a：食管的离断
b：胃的离断

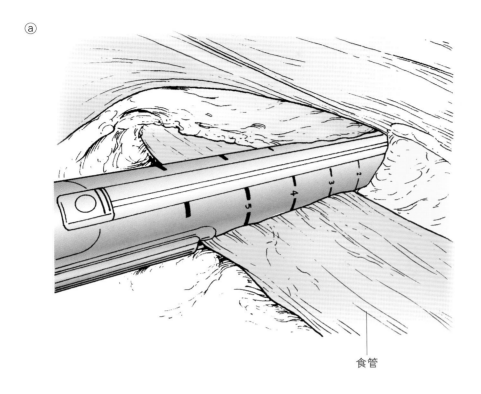

ⓐ

食管

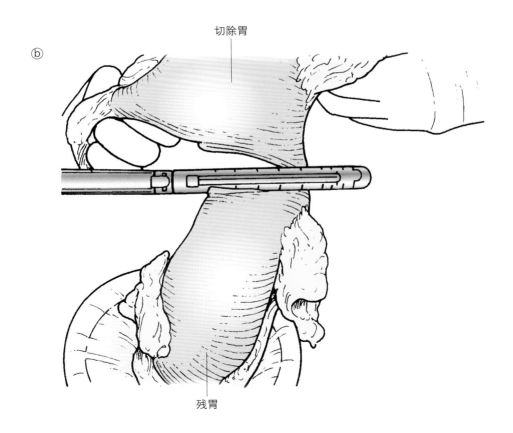

切除胃

ⓑ

残胃

a.Y 襻吻合 / b. 食管空肠 Overlap 吻合 / c. 空肠残胃吻合

（一）手术起始点和目标

● 进行安全且可靠的双通道法重建。

（二）需要掌握的手术技术

> ◉ **手术技术概要**
>
> 　　按Y襻吻合→食管空肠Overlap吻合→空肠残胃吻合的顺序进行（■◀ 41）。
>
> ◉ **需要掌握的手术技术的要点**
>
> （1）Y襻吻合，通过脐部（或上腹部正中的）的小开腹切口在体外进行，或在腹腔镜下进行。
>
> （2）食管空肠吻合，在腹腔镜下使用自动切割缝合器进行Overlap吻合。
>
> （3）空肠残胃吻合，在腹腔镜下使用自动切割缝合器进行侧侧吻合。

■◀ 41

扫视频目录页
二维码

（视频时间 5：58）

（三）评估（Assessment）

a.Y 襻吻合!

Q 吻合的顺序是什么？

▶ 通过小开腹切口将空肠拉出体外，在距离Treitz韧带约20 cm的部位用自动切割缝合器将空肠切开，一直切开至肠系膜的动静脉血管弓为止。

▶ 将空肠切开部位与距此约45 cm远的空肠，使用自动切割缝合器进行侧侧吻合（图2-6-10a）。

▶ 用3-0或4-0线缝合关闭共同开口。

▶ 为预防内疝，关闭肠系膜断端。

b. 食管空肠 Overlap 吻合

Q 如何展开术野？

▶ 左右打开膈肌脚，尽可能将食管从纵隔内牵拉到腹腔内进行吻合操作（图2-6-10b）。

▶ 上提空肠通常采用结肠前入路，但如果到达不了时，则采用结肠后入路。

▶ 另外，当上提空肠无法到达时，制作牺牲肠管或离断一根空肠动静脉。

▶ 术者从患者右侧进行吻合操作。

Q 吻合的步骤是什么？

▶ 将从右前壁切离到左后壁的食管断端的左端约1/3，使用自动切割吻合器进行切除，在食管上开小孔。将经鼻胃管的前端从这里向腹腔内伸出约1.5 cm。

▶ 为包埋没上提空肠的切断端，进行挂线，以便能在术中牵拉该线。在距空肠端约5 cm远的肠系膜对侧开小孔，插入自动切割缝合器（Signia™，45 mm，紫色）的钉砧。

▶ 将插入了钉砧的空肠向头侧抬起，一边以经鼻胃管为导向，一边将钉仓插入食管内。

▶ 使用自动切割缝合器将食管左壁与空肠肠系膜对侧合在一起，插入40~45 mm后进行击发。

▶ 在共同开口两端各结扎1针后，通过全层连续缝合封闭。

Q 吻合的窍门与隐患是什么？

▶ 为了在术后使食管被拉入至胸腔内，注意不要使吻合处过度紧张。

▶ 为了不将钉仓插入食管的黏膜下层，一边从经鼻胃管上方按压钉仓，一边将钉仓插入食管内。在击发时，为了不使经鼻胃管被自动切割缝合器咬入，要先拔出胃管。

▶ 为了不让钉仓或钉砧损伤食管或空肠，需要十分注意。吻合操作在纵隔内进行时，前端侧观察不良的情况较多，吻合后有必要在腹腔镜下、经口内镜下确认有无损伤情况。最后，在经口内镜下送气，进行泄漏测试。

c. 空肠残胃吻合

Q 吻合的顺序是什么？

▶ 术者站在患者右侧，在距食管空肠吻合处10~15 cm的空肠（肠系膜对侧）与残胃大弯前壁开小孔，使用自动切割缝合器进行侧侧吻合。

▶ 共同开口与食管空肠吻合一样，通过手工缝合进行缝合关闭（图2-6-10c）。

▶ 最后将残胃吊起，缝合固定在右侧膈肌脚或切开的小网膜上（图2-6-10d）。

Q 吻合的窍门与隐患是什么？

▶ 在空肠残胃侧侧吻合时，为增大吻合孔，通常将自动切割缝合器插入50~60 mm后进行击发。

▶ 笔者认为，通过将吻合处设在残胃前壁，将残胃缝合固定在右侧膈肌脚使之竖立，可以保持食管空肠吻合处的紧张度，并使食物容易流入胃内。而且，可以重建His角、重建穹隆部，从而具有防止术后反流的效果。

图2-6-10 双通道法重建

a：Y袢（空肠空肠）吻合
b：食管空肠Overlap吻合
c：空肠残胃吻合
d：重建后整体图

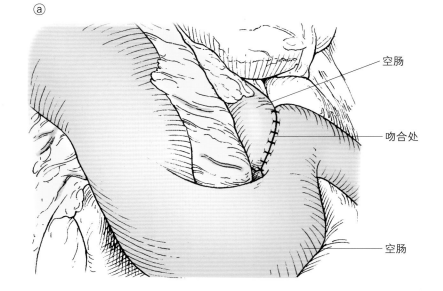

ⓐ

空肠

吻合处

空肠

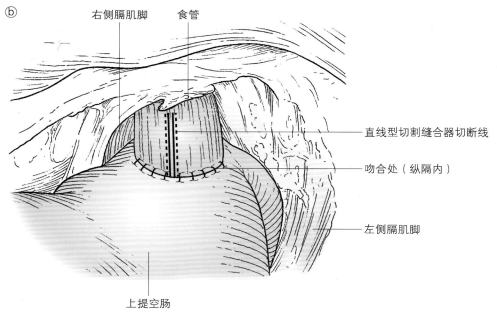

ⓑ

右侧膈肌脚　食管

直线型切割缝合器切断线

吻合处（纵隔内）

左侧膈肌脚

上提空肠

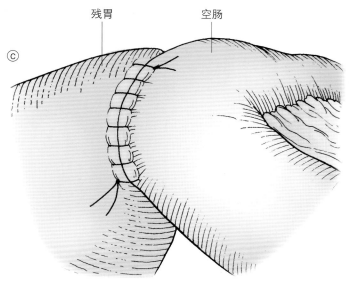

残胃　　空肠

ⓒ

ⓓ

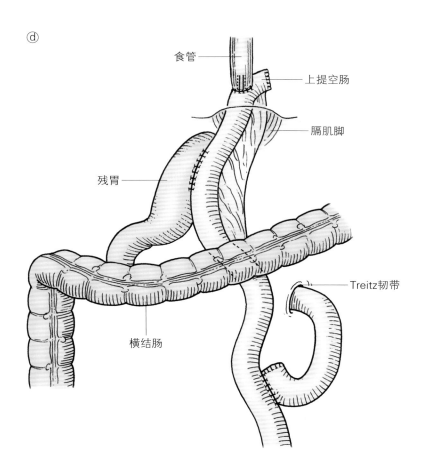

食管

上提空肠

膈肌脚

残胃

Treitz韧带

横结肠

四 问题解答（Trouble shooting）

- 在食管胃结合部癌手术中，特别是在下纵隔淋巴结清扫时，有可能发生降主动脉损伤、食管固有动脉出血、下腔静脉损伤、肺下静脉损伤、气管系统损伤等严重的并发症。因此，最好由具有一定经验的术者来进行手术。特别是在大血管损伤时，有必要紧急开胸或请求心血管外科医师的支援。

- 在重建术中，最好由具有一定经验与技能的术者来进行。纵隔内的重建如缝合不全，则有致命的危险，必须高位切开食管，如在纵隔内进行食管空肠吻合的安全性得不到保证，那么必须毫不犹豫地转为开腹手术或切换到经胸壁（开胸、胸腔镜）的入路方法。

◇ 参考文献

[1] Yura M, Takeuchi H, Fukuda K, et al: High risk group of upper and middle mediastinal lymph node metastasis in patients with esophagogastric junction carcinoma. Ann Gastroenterol Surg 2018; 2: 419-427.

专栏

【如果希望手术顺利的话】

在笔者书桌的抽屉里有一本大学时的笔记本。从笔者做住院医师时开始，每次做手术时，笔者都会把术者老师教给的手术诀窍以及自己觉得手术中很重要的地方进行素描并且写下来。作为独立术者之后，笔者仍保持做记录的习惯，比如在手术中注意到的事、失败的事、顺利时的窍门等什么都会记下来。下次再做同样的手术时，一定会先看一下笔记本再进行手术，这样的话就不会再次犯同样的错误了。当笔者第一次进行新的术式之后，持续涂鸦了好几页只有自己才能读懂的文字。每次重读温习，当时的兴奋至今仍历历在目。

如果希望手术顺利的话，除了病历的手术记录之外，最好另外制作一本只属于自己的笔记本。笔者的那些从未给他人看过的笔记本已有数十本了，如今已成了笔者的宝贝。